JN284914

DEEP TISSUE MASSAGE TREATMENT
A Handbook of Neuromuscular Therapy

Enrique Fabian Fernandez, NMT

Corporate Director of Education

Premier Education Group

Springfield, Massachusetts

DEEP TISSUE MASSAGE TREATMENT:
A HANDBOOK OF NEUROMUSCULAR
THERAPY

ISBN-13: 978-0-323-03734-1
ISBN-10: 0-323-03734-8

Copyright © 2006 by Mosby, Inc., an affiliate of Elsevier Inc.

This edition of Deep Tissue Massage Tretment, 1e by Enrigue Fabian Fernandez is published by arrangement with Elsevier Inc. New York, New York, USA

All rights reserved. No part of this publication may be reproduced or transmitted in any form or by any means, electronic or mechanical, including photocopying, recording, or any information storage and retrieval system, without permission in writing from the publisher.

注意

この補完代替医療の分野では、知識・実践は常に変化しつづけています。読者の皆さんは現在の最新情報を確認することが求められるでしょう。プラクティショナー(施術者)は受け手(患者)に対して責任をもち、ベストな方法で施術をすべて安全に行うことが必要です。

健康に不安のある場合は、施術を行う前に必ず主治医に相談してください。

ディープティシュー・マッサージ療法

神経・筋肉の疾患に効くマッサージ

エンリケ・ファビアン・フェルナンデズ 著

森岡 望 監修／木村 倫子 翻訳

マッサージセラピーのための最適なガイドブック

　マッサージ・セラピー教育に従事したこの20年の間に、マッサージ・セラピーの知名度と人気は爆発的に上昇した。以前は裕福な者の贅沢行為だとされていたものが、今では誰でも体験できる治療法のひとつとして受け入れられている。マッサージ・セラピーといえば、スパや豪華客船、リゾート特有のサービスだったのが、最近ではクリニックや理学療法施設、病院でも行われるようになった。

　我々のところへ施術に訪れる個人客も、ストレスを取り除くことだけが目的ではなくなっている。多くの人が、マッサージ・セラピーで頭痛や腰痛を緩和したり、交通事故によるむち打ち症の痛みや凝りを軽減したいと相談するようになっているのである。つまり、それぞれが悩まされている症状や病気の治療としてマッサージを受ける人が増えている。このため、マッサージは補完代替医療（CAM）のひとつとして広く認知されるようになった。

　あらゆるマッサージ行為には治療効果があると私は信じて疑わないが、その中でも、治療を目的として行われるマッサージは、「セラピューティック・マッサージ」と呼ばれている。同様の意味を持つ言葉として、「クリニカル・マッサージ」、「メディカル・マッサージ」という表現も使われる。また、筋骨格に関わる疾患の治療として行われる場合には「オーソピーディック・マッサージ」と呼ばれることが多い。いずれにせよ、特定の症状や病気の治療を目的としたマッサージ・セラピーが広く行われるようになっていることは確かであり、マッサージ施術者には特殊な知識と技術が求められている。そこで、本書が貴重な存在となる。

　第1部は、診察（アセスメント）の仕方、トリガーポイント・セラピー、フリクション、筋膜リリースなど、基本的なディープティシュー・マッサージのテクニックの紹介。そして、本書の大部分を占める第2部では、セラピストが診察で目にすることが多い24種類の疾患について説明している。胸郭出口症候群、上腕骨外側上顆炎（テニス肘）、腰痛、梨状筋症候群、足底筋膜炎など様々である。それぞれの疾患の定義、適応症、

ジョセフ・E・ムスコリーノ

　禁忌事項が説明されているわけだが、本書でもっとも役立つ情報といえば、ディープティシュー・マッサージの手順であろう。ひとつひとつの疾患に対応したマッサージ法を、わかりやすい写真とともに解説している。最後に、ディープティシュー・マッサージと平行しておこなうことのできるストレッチの紹介。さらに、ディープティシュー・マッサージは様々な動きを伴う施術であることから、DVDが付属されている。本書で取り上げているマッサージの手順が1時間以上の映像として収録されているのである。

　この本とDVDについて私が特に気に入っている点は、著者フェルナンデズがマッサージを行うときに身体力学をうまく利用していることである。多くのセラピストが身体力学を効率的に用いるかわりに"力"で深部組織に働きかけようとする。力を入れすぎるのではなく、フェルナンデズのように身体力学を用いることで効率的に施術を行うことができるのである。その方が、マッサージ・セラピストとして長く活動することができるし、顧客満足度もアップするだろう。

　本書は、様々な場面で利用することができるよう考慮されている。マッサージの習得コース(セラピューティック・マッサージ、メディカル・マッサージ、クリニカル・マッサージ、オーソピーディック・マッサージ)のテキストとしては最適である。スパイラル・ブックになっているので教室内でも使いやすい。

　教育現場以外での利用も、もちろん可能だ。すでに開業しているマッサージ・セラピストで、今後ディープティシュー・マッサージを取り入れていきたいと考えている方にとっては貴重な参考文献となるであろう。マッサージ・セラピーはあらゆる分野で有効であると私は信じているし、治療を目的としたマッサージが臨床現場で今後ますます広く行われるようになるのは確実である。だからこそ、ディープティシュー・マッサージの習得を志す人には、この本を強くお薦めしたいと思う。

はじめに

　ここまで人生を歩んできてわかったことがある。それは、一生徒からプロへの転向を果たすためには、あらゆる面から考え抜かれ、体系化された、基盤のしっかりした出発点が必要だということ。この本は、そんな出発点のひとつだ。ここから出発すれば、単なるセラピストから優秀なセラピストへの道がひらけるであろう。

　幸運にも私は、これまで多くの優秀な組織のもとで働く機会に恵まれてきた。Premier Education Group、Florida Career College、(CEC)、(CCI)、Ultrasound Diagnostic Schools、National School of Technology。また、(ACICS)や(ABHES)などの認定機関で審査を担当してきた。これらの経験を通して、しっかりとした教育システムが生徒にどれほどの影響を与えるかを痛感した。本書は、マッサージの世界で新たな一歩を踏み出し、人生を変えていこうとする生徒やセラピストのために製作したものである。

　「ディープティシュー・マッサージ療法」では、一般的な24種類の疾患に対してのマッサージ方法を紹介する。ここに書かれた手順は、治療を施すためのガイドマップである。これを参考にしながら、クライアントの抱える問題を効果的に改善していってほしい。

　本書は、神経と筋肉に関わる疾患の診断方法と、ディープティシュー・マッサージ特有のトリートメントテクニックをわかりやすく使いやすい構成で解説している。もっとも一般的に使用されるテクニックについては、マッサージ方法を写真とともに詳しく紹介した。そして、本書の大きな割合を占めているのが、神経筋系の疾患の中でも発生頻度の高い24種類の疾患に対するトリートメントテクニックである。段階的に詳しく解説してあるので、特定の疾患をトリートメントするために何をすればよいのか、具体的に理解することができるだろう。さらに、それぞれの部位をマッサージする際の注意事項については、警告マークをつけて説明している。

　トリートメント(治療)を目的としたディープティシュー・マッサージをこのようにわかりやすく段階的に解説した書籍は、本書がはじめてである。採り上げた神経筋の疾

ファビアン・フェルナンデズ

患をいくつか挙げてみよう。手根管症候群、テニス肘、ゴルフ肘、五十肩、腱板の障害、胸郭出口症候群、むち打ち症、偏頭痛、脊柱後彎症、脊柱前彎症、脊柱側彎症、線維筋痛症、坐骨神経痛、顎関節症（TMJD）などがある。それぞれの章では、疾患の定義、適応症、マッサージを行う際の禁忌事項、そして具体的なマッサージ方法を紹介している。すべての手順は、写真とともに詳しく解説してある。基本的なストレッチの仕方についても写真付きで説明しているので、施術の参考にしてもらいたい。施術を行いながらでも本が見やすいように、スパイラル・ブックとなっている。付属のDVDでは、各章で紹介するマッサージ法を映像で理解することができる。

本書は、セラピスト、生徒、そしてインストラクターにとって必須の本である。生徒は、写真付きのテキストを読むだけではなく、DVDで音声を聞きながら楽しく学ぶことができるだろう。インストラクターは、体系的にわかりやすく教えることができるだろう。そしてセラピストは、実績のある有効なトリートメント（治療法）を確実に施すことができるのである。

読者の方へ：
本書はディープティシュー・マッサージのテクニックの紹介です。それぞれのテクニックのマッサージ方法をわかりやすくするために、衣類やタオルのかけ方を工夫してあります。これらのマッサージ・テクニックを行う際には、必ず適切な服装で行ってください。

マッサージセラピーのための最適なガイドブック　Ⅳ
はじめに　Ⅵ

第1部 基本アセスメントとテクニック …… 1

1 歩行パターンと事前アセスメント …… 2
　歩行パターン／アセスメント／用語とその定義

2 トリガーポイント・セラピー …… 12
　トリガーポイントの種類／トリガーポイントの位置／
　パルペーション／リリース法／注意

3 フリクション・マッサージ …… 18
　クロス・ファイバー・フリクション／
　ディープ・トランスバース・フリクション／
　サーキュラー・フリクション／パーム・フリクション／
　ウィズ・ファイバー・フリクション（スプリーディング）

4 筋膜リリース …… 24
　健康な筋膜とは／トリートメント／
　ディープティシュー筋膜リリース法

第2部 疾患別トリートメント方法 …… 31

5 首の痛み・頭痛 …… 32
6 偏頭痛 …… 36
7 顎関節症(TMJD) …… 42
8 胸郭出口症候群(TOS) …… 45
9 斜頸 …… 49
10 むち打ち症 …… 53
11 五十肩 …… 57
12 回旋筋腱板断裂 …… 62
13 テニス肘(上腕骨外側上顆炎) …… 67
14 ゴルフ肘(上腕骨内側上顆炎) …… 73
15 手根管症候群 …… 78

目次

16 脊柱後彎症 ………………………………… 83
17 脊柱側彎症 ………………………………… 91
18 脊柱前彎症 ………………………………… 99
19 腰痛 ………………………………………… 108
20 腸腰筋の障害 ……………………………… 117
21 便秘 ………………………………………… 122
22 坐骨神経痛(梨状筋症候群) …………… 126
23 大腿四頭筋の機能障害 …………………… 132
24 腸脛靱帯炎 ………………………………… 136
25 膝蓋大腿関節障害 ………………………… 140
26 過労性脛部痛(シンスプリント) ……… 144
27 足底筋膜炎 ………………………………… 148
28 線維筋痛症 ………………………………… 152

第3部 マッサージ効果を高めるストレッチ一覧 ……… 162

胸筋のストレッチ／ハムストリングスのストレッチ／
梨状筋のストレッチ／回旋筋腱板のストレッチ／腸腰筋のストレッチ／
大腿四頭筋のストレッチ／頚部のストレッチ／側脛部のストレッチ／
腓腹筋のストレッチ／背中のストレッチ／手の伸筋のストレッチ／
手の屈筋のストレッチ／腰のストレッチ／仙骨と腰のストレッチ／
横臥位の脊柱ストレッチ

用語解説 ………………………………………… 178
索引 ……………………………………………… 189

⚠ ……この警告マークは、マッサージにおいて細心の注意が必要であることを示しています。血管を傷つけたり、圧迫することのないように十分注意してください。
注 ……マッサージするうえで、特に注意すべき点を示しています。

付録 DVD 目次(約80分)

第1部　基本のアセスメントとテクニック

1. アセスメント
2. トリガーポイント・セラピー
3. フリクション・マッサージ
4. 筋膜リリース

第2部　マッサージ方法

5. 首の痛み・頭痛マッサージ
6. 偏頭痛マッサージ
7. 顎関節症マッサージ
8. 胸郭出口症候群マッサージ
9. 斜頚マッサージ
10. むち打ち症マッサージ
11. 五十肩マッサージ
12. 腱板断裂マッサージ
13. 上腕骨外側上顆炎（テニス肘）マッサージ
14. 上腕骨内側上顆炎（ゴルフ肘）マッサージ
15. 手根管症候群マッサージ
16. 脊柱後彎症マッサージ
17. 脊柱側彎症マッサージ
18. 脊柱前彎症マッサージ
19. 腰痛マッサージ
20. 腸腰筋の障害マッサージ
21. 腹部マッサージ（便秘）
22. 梨状筋症候群（坐骨神経痛）マッサージ
23. 大腿四頭筋の機能障害マッサージ
24. 腸脛靱帯炎マッサージ
25. 膝蓋大腿関節障害マッサージ
26. シンスプリント（過労性脛部痛）マッサージ
27. 足底筋膜炎マッサージ
28. 線維筋痛症マッサージ

第3部　ストレッチ

29. ストレッチ

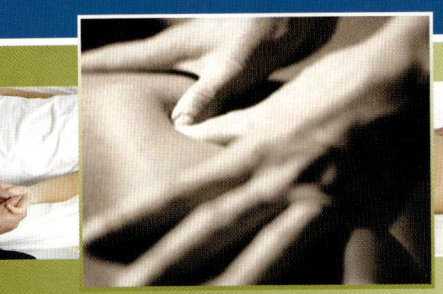

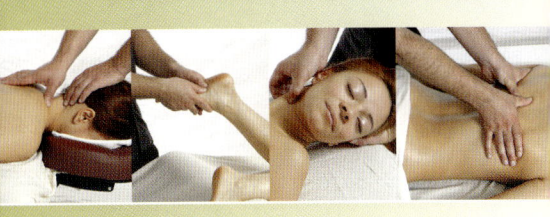

第1部
基本アセスメントとテクニック

クライアントにマッサージをおこなう前に、注意深くクライアントを観察（アセスメント）することはもっとも大切なことのひとつである。

歩き方、姿勢、骨の形、体全体のバランスなどから判断して、もっとも効果的なマッサージ方法を決められるようになる。

また、観察結果は詳細に記録しておくことが大切である。観察が終わったら、症状にもとづいてマッサージをおこなっていく。第1部では、マッサージにおける3つの基本動作をマスターすることにしよう。

Chapter 1

歩行パターンと事前アセスメント

　この章ではクライアントにマッサージをおこなう前に確認しておくべき事項を学ぶ。マッサージを効果的におこなうためには、クライアントの歩行パターン、姿勢、体格がどのようなものであるかを事前に観察し、情報収集をおこなうこと、また、それらの情報を記録用紙に記録しておくことが重要である。

歩行パターン

一般的には、次のような歩行パターンがある。

通常歩行

　同じ脚の踵接地期から次の踵接地期までの期間を**歩行周期**という。通常の歩行周期には、主に2つのフェーズがある。
　まずは、流れるようにつながっている3つの動きから成る**立脚相**。はじめの動きは**踵接地期**といって、踵が地面に着く瞬間である。次に、足底が地面にぴったりと着き体重が脚全体にかかっている状態を指す**立脚中期**。そして、踵が上がり、足の指の付け根に力が入り身体が前に押し出される**蹴り出し期**である。このとき、ふくらはぎの筋肉と股関節の伸展により身体は前方に移動する。2つめのフェーズ、**遊脚相**は、前方に動くためにつま先が地面から離れる瞬間から、再び踵が地面に着くまでを指す。この間の脚は、次の着地に備えるためにすばやく動く。地面から脚を浮かせ前方に移動させるために、膝と腰が使われる。遊脚相は、踵接地期と同時に終わり、再び立脚相となる。
　脚の動きと合わせて、骨盤が脊柱のまわりで回転する(通常6〜8度程度)。そしてこの骨盤の回転は、踵接地期に入ると同時に完全に停止する。立脚中期に体重が脚にかかると、骨盤は逆方向に回転を始める。反対の脚が遊脚相に入ると、同じ側の骨盤が前方向に回転を始める。肩帯も腰の動きに合わせて動くが、向きは逆である。骨盤が前方へ回転するとき、同じ側の肩は後方に回転する。

歩行周期の中で、同時に両方の脚が地面にふれている状態のことを両脚支持期という。これは、片脚が蹴り出し期に入り、もう片脚が踵接地期から立脚中期のときである。両脚支持期となる時間は、歩行の速度によってかわってくる。歩行速度が遅くなれば、両脚支持期は長くなる。歩行速度が速くなれば、両脚支持期は短くなるのである。さらに速度が速まり走行になると、両脚支持期はゼロとなる。

歩行の仕方は、年齢とともに変化する。これは、靭帯と筋肉の弾力性や関節面のなめらかさが減少するためである。神経システムの変化も歩行に影響を与える。人は年をとると、"楽に"歩行することが徐々に困難になってくる。また、神経系、筋骨格系の病気が歩行に影響することもある。高齢者に多い病気のひとつが股関節の変形性関節症で、膝痛や股関節痛の原因となる。

膝痛を伴う歩行

膝の硬さや膝痛のひとつの原因は、変形性関節症などの関節疾患だ。膝に負担がかかると痛みが生じるため、無意識に大腿四頭筋を収縮させ膝の動きを最小限にして歩行するのである。その結果、体重が外側にかかり、アヒルのような歩き方になる。このとき、脚の内側面は前方を向いているので、膝の屈伸をさけながら足底を地に着けることができるが、そのかわり骨盤が通常より大きく回転しているはずである。

股関節痛を伴う歩行

変形性股関節症の場合、通常はなめらかな大腿骨頭が変形し、股関節の動き（正確には骨盤臼蓋窩の大腿骨頭の動き）が制限されることから、痛みが生じる。これは特に、遊脚相で脚を前方に移動させるために腰と膝を動かす瞬間に顕著である。遊脚相の終わりに生じる腰の伸展が小さくなることが多いため、歩幅は短くなる。

股関節屈曲を制限された状態で脚を蹴り出し遊脚相に入ろうとすると、立脚相にあるもう片方の脚が爪先立ちになることが多い。屈曲の制限率と比例して歩幅は短くなる。通常歩行と比較して、膝痛や股関節痛を伴う歩行では、腰椎の屈伸の度合いと骨盤の前後の傾きは大きくなる。また、腰の痛みが動きを制限することから、胴体の横方向の移動も大きくなる傾向がある。

仙腸関節の痛みを伴う歩行

　通常歩行では、仙骨と腸骨の間が動く。これらの骨はほぼつながっているのだが、歩行時に骨と骨の間にわずかな動きが生じるのである。**仙腸関節**に問題があると、歩行が少し前かがみになり、骨盤の動きも少なくなる。骨盤の動きが制限されれば、歩幅も短くなる。

片麻痺歩行

　この症状は高齢者に多く、主に脳梗塞など神経系の病気が原因となる。発作後4週間から6週間ほどで痙性（けいせい）が表れはじめ、麻痺が残ると歩行が著しく変化する。麻痺が右側の場合、右側の腕を振ることができない。右腕は力なくぶらさがっているか、あるいは痙性が残って肘が曲がったままの状態にある。遊脚相において、脚を地面から持ち上げるためには、腰を外転させ、麻痺のない側の体幹屈曲の助けをかりて、麻痺した側の骨盤を持ち上げ勢いをつける。この場合、歩幅は最低限で、麻痺した足に体重をかけずに歩行するので踵が地面に着くことがない。麻痺した足を前へ動かすために、健康な足に体重をかけて押し出すことになるのだが、このときに踵（床押側）を上げてしまう。これが、足だけでなく、脚、腰、そして脊柱にさらなる負担を与えてしまうのである。

股関節屈曲歩行

股関節包に屈曲拘縮がある場合、股関節が屈曲していると考えられる。このような屈曲拘縮は、下半身に痛みがあるために長時間座りっぱなしでいることが主な原因である。その他、股関節疾患の原因となるものとしては、神経圧迫、強い衝撃、神経筋機能障害などがある。

パーキンソン病患者の歩行

パーキンソン病は中枢神経系に大きな影響を与えるので、歩行も変化する。主に高齢者に見られる病気で、薬物トリートメントが行われる場合が多い。パーキンソン病患者の立ち姿勢は、体幹がわずかに前に傾斜し、膝と腰も曲がっている。また、常に全身にふるえが見られることもある。歩行時は、腕の振りはないことが多く、体幹が左右に大きく揺れる。歩行に影響する度合いは、病気の重症度（頻度や持続性）によって異なる。

アセスメント

セラピストはマッサージをおこなう前に以下のことを観察すること。

姿 勢

1 頭と首の姿勢
2 肩の高さ
3 体を動かすときの顔の表情
4 立ち姿勢の非対称具合
5 輪郭と目印になるもの（脂肪など）
6 けいれんのある部位

体 格

1 **外胚葉型**：細身
2 **中胚葉型**：筋肉質
3 **内胚葉型**：太目

歩 行 態 度

緊張やストレスは感じられるか。気になる部位があるように見えるか。

背骨の形

脊柱後彎症、脊柱側彎症、脊柱前彎症の兆候はないか確認する。

体のバランス

傷みや負傷をカバーするために姿勢に変化がないか確認する。

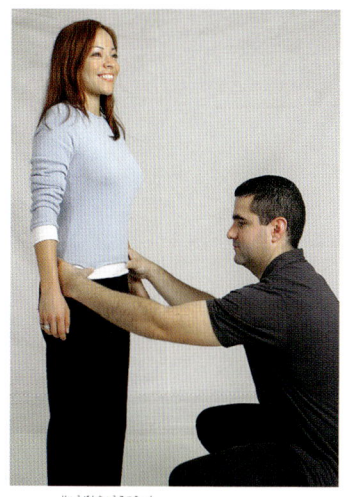

左右の上前腸骨棘の非対称の度合いを確認する。

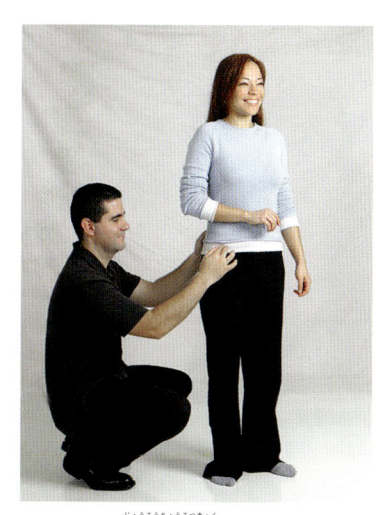

上前腸骨棘と上後腸骨棘の間の角度を確認する。

第1部 基本アセスメントとテクニック

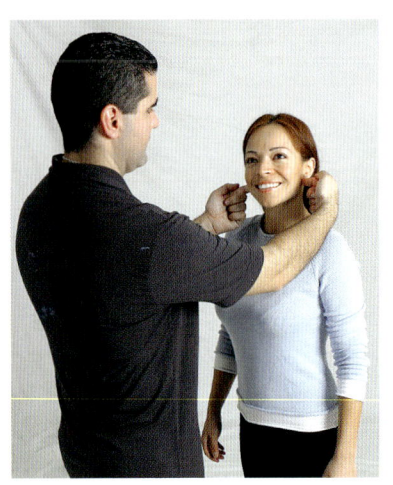

左右の乳様突起の高さを比較する。

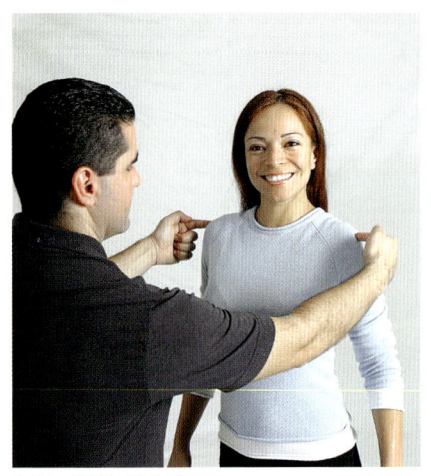

左右の肩の高さを比較する。

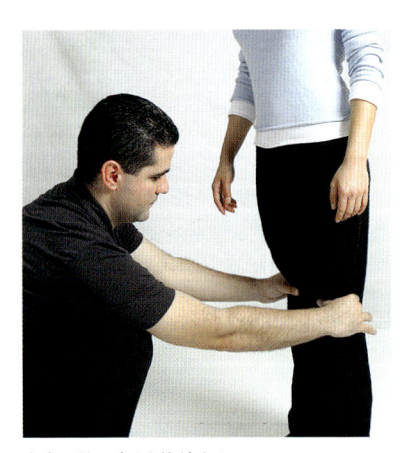

左右の膝の高さを比較する。

触診（パルペーション）

プロのセラピストになれるかどうかは、触診技術にかかっている。触診の仕方だけでなく、触ったところから症状を理解し診断する能力が必要である。

問診（情報収集）

問診は綿密に行うこと。ちょっとした踵の痛み（踵骨棘など）でも歩行に影響することがある。

患者データ

個人に適したマッサージトリートメントを行うためには、あらゆる情報を詳しく知ることが重要である。クライアントの職種、事故の経験、初めて痛みを感じたときの状況、体に感じる些細な違和感など、細かい情報が全体像を把握するために必要だ。基本的な質問事項を記した問診票のサンプルと、診察に便利なSOAPチャート（Subjective=自覚症状、Objective=実際の状態、Analysis=分析、Plan=計画）があるので、参考にするとよい（P8、9）。

クライアントの病歴

適切なマッサージおよび禁忌事項を把握するために、詳しい病歴を知っておく必要がある。病歴記入用の用紙（健康記録用紙）も参考にするとよい（P10）。

第1部　基本アセスメントとテクニック

問診票（サンプル）

次のいずれかの質問で"はい"と答えた場合は、下の余白に説明を記入してください。

- ●現在、薬を服用していますか？（市販薬も含む）　　はい　いいえ
- ●あざができやすい体質ですか？　　はい　いいえ
- ●にきびで悩んでいますか？　　はい　いいえ
- ●心臓に疾患がありますか？　　はい　いいえ
- ●アレルギーはありますか？　　はい　いいえ
- ●糖尿病ですか？　　はい　いいえ
- ●関節炎はありますか？　　はい　いいえ
- ●喘息はありますか？　　はい　いいえ
- ●高血圧ですか？　　はい　いいえ
- ●血液疾患はありますか？　　はい　いいえ
- ●てんかんなどの発作はありますか？　　はい　いいえ
- ●脂漏症ですか？　　はい　いいえ
- ●閉所恐怖症ですか？　　はい　いいえ
- ●妊娠中または授乳中ですか？　　はい　いいえ
- ●伝染性の病気にかかっていますか？　　はい　いいえ
- ●コンタクトレンズをしていますか？　　はい　いいえ
- ●静脈瘤はありますか？　　はい　いいえ
- ●手術を受けたことがありますか？　　はい　いいえ
- ●ペースメーカーをつけていますか？　　はい　いいえ
- ●椎間板ヘルニアやギックリ腰はありますか？　　はい　いいえ
- ●慢性的な腰と背中の痛みがありますか？　　はい　いいえ
- ●ストレスはありますか？　　はい　いいえ
- ●包帯や絆創膏をつけていますか？　　はい　いいえ
- ●癌と診断されたことはありますか？　　はい　いいえ
- ●現在、医師の治療を受けていますか？　　はい　いいえ
- ●伝えておきたい病気や症状はありますか？
- ●最後にマッサージを受けたのはいつですか？

説明欄：

インフォームド・コンセント：上記に記載した内容は正確な事実であり、自らすすんでマッサージを受けることを宣言します。マッサージ中に痛みを感じた場合には、生徒とインストラクターにそのことを伝えることに合意します。マッサージは医療行為とは異なり、医学的なアセスメント、診断、トリートメントにかわるものではないと理解しています。今回の施術は、生徒の練習と経験のために行うものです。不適切な行為やコメントは許されない場であり、もしそのようなことがあった場合にはマッサージはそこで中止となります。マッサージ指導という目的のために着衣がめくられることなどがあることも了承しています。○○（学校名を記入）やその経営者、生徒、ボランティアに対し、いかなる訴えを起こす気はありません。また、インストラクター、教育責任者の判断で、マッサージに不適切な症状が表れた場合には、マッサージ実習に参加する資格を失うことを了承しています。

　　　マッサージ受容者　　　　　　　　　　　　　　　　　　　　日付
　　　実習生徒名　　　　　　　　　　　　　　　　　　　　　　　日付
　　　インストラクター

施術メモ　SOAPチャート

クライアント名 _____　　　　　　　　日付 _____

施術者名 _____

Subjective　自覚症状

クライアントの状態
クライアントから聞いた情報、資料等から得た情報：
1) 現在の状態／前回施術時からの変化
_____
_____

Objective　実際の状態

2) アセスメントから得た情報（姿勢、歩行、触診、筋肉テスト）：
_____
_____

施術内容
先に"クライアントの状態"で得た情報を分析し、目的（今後の可能性）を設定する。
1) 今回の施術の目的（今回得たクライアントの情報、前回までに立てた施術プランを元に考える）
_____
_____

今回の施術で行ったこと：
_____
_____

Analysis　分析

結果を分析するにあたっては、どのような施術を行い、それが目的達成にどう貢献するかをふまえること。
（各施術の目的と効果、それがトリートメントにどう影響したかを把握する）
1) 効果があった施術／なかった施術　（現段階でわかる範囲で）
_____
_____

Plan　計画

次回の施術計画をたてる。
クライアントのどの部分に焦点をあて、次のマッサージでどのような結果がのぞめるかを考える
_____
_____

クライアントからのコメント
_____

健康記録用紙（サンプル）

基本情報・病歴

生年月日　　　　　　職業　　　　身長　　　　cm　体重　　　　kg　性別

現在の健康状態は？　　良い　　悪い

過去1年の間に健康状態に変化はありましたか？　　はい　　いいえ

"はい"と答えた場合は説明してください

かかりつけ医　　　　　　　　　　　　　　　　電話番号

次のいずれかの質問で"はい"と答えた場合は、詳しい説明をしてください。

- ●にきびで悩んでいますか？　　　　はい　いいえ
- ●アレルギーはありますか？　　　　はい　いいえ

具体的に：

- ●関節炎はありますか？　　　　　　はい　いいえ
- ●高血圧ですか？　　　　　　　　　はい　いいえ

"はい"の場合、服用している薬は？

- ●てんかんなどの発作がありますか？　はい　いいえ
- ●閉所恐怖症ですか？　　　　　　　はい　いいえ
- ●静脈瘤はありますか？　　　　　　はい　いいえ
- ●伝染性の病気にかかっていますか？　はい　いいえ
- ●糖尿病ですか？　　　　　　　　　はい　いいえ
- ●喘息はありますか？　　　　　　　はい　いいえ
- ●癌と診断されたことはありますか？　はい　いいえ

"はい"の場合、具体的に：

- ●血液疾患はありますか？　　　　　はい　いいえ
- ●脂漏症ですか？　　　　　　　　　はい　いいえ
- ●手術を受けたことはありますか？　はい　いいえ

"はい"の場合、具体的に：

- ●妊娠中または授乳中ですか？　　　はい　いいえ
- ●コンタクトレンズをしていますか？　はい　いいえ
- ●義歯をしていますか？　　　　　　はい　いいえ
- ●ペースメーカーをしていますか？　はい　いいえ
- ●現在、医師による治療を受けていますか？　はい　いいえ

"はい"の場合、具体的に：

薬を服用していますか？（市販薬を含む）□に印をしてください。
- □避妊薬
- □利尿薬
- □アキュテイン※にきび治療薬の商品名です
- □サプリメント
- □ホルモン療法
- □抗生物質
- □アスピリン、イブプロフェン、アセトアミノフェンなどの鎮痛剤
- □ビタミンA（塗り薬または内服薬）

次の商品を使用していますか？□に印をしてください
- □レノバ※美容しわ伸ばし処方薬　アメリカの商品名
- □過酸化ベンゾイル
- □グリコール酸
- □レチンA

●1日に水をどのくらい飲みますか？　　　　ml／1日

●定期的に運動していますか？　　はい　いいえ

●自分のストレス・レベルはどのくらいだと思いますか？
　　　　　　　　　　　低い　普通　高い

伝えておきたい病気や症状はありますか？

その他コメント欄：

記入した事柄にまちがいがないか確認したうえで下にご署名ください。持病や症状によっては、特定のマッサージを受けられない場合があります。施術前に、かかりつけ医師に紹介状をお願いする場合もあります。

　　　　　　　　　　日付　　　　　　　署名

用語とその定義

セラピストは、次の用語について正しく理解する必要がある。

■分析
資格を持つ施術者(医師、カイロプラクター、理学療法士)が、問診とアセスメントで得た情報から医学的な判断にいたるまでのプロセス。

■診断
アセスメントと分析の後の最終的な結論。病名、症候群などカテゴリー分けすることで症状に対応した診療行為を決定する。

■予後診断
診療行為によりどの程度の改善が見込まれるか、そして、そこに到達するまでの期間。

■介入
セラピストがクライアントとコミュニケーションをとり、必要と判断された場合は第3者がトリートメントに介入すること。適切な診断、予後診で明らかになった症状を改善するために複数のトリートメント法を並行しておこなうこと。

■結果
痛みの緩和。機能障害の緩和。クライアントの満足。一次予防、二次予防処置も含む。

Chapter 2
TRIGGER POINT THERAPY
トリガーポイント・セラピー

　トリガーポイントとは、神経が敏感な部位で、圧迫すると痛みを感じるポイントである。放置すれば筋肉に障害が出ることや、慢性症状を引き起こすこともある。
　ほとんどの神経筋症状（急性および慢性）は、トリガーポイントの発生につながる。トリガーポイントの発生は身体の機能障害の表れであり、慢性的に"うっとうしい痛み"を感じている人も多い。トリガーポイントについては膨大な情報が出回っており、様々な学派やトリガーポイント・テクニックが存在する。
　ここでは、わかりやすくするために、本書で採り上げている疾患のトリートメントに必要な基本的なテクニックと分類について解説することにする。

トリガーポイントの種類

　非活動性トリガーポイントは、圧迫しても痛みはなく、痛みを引き起こすこともない。ただし、過度に刺激を与えつづければ、活動性になりえる。
　活動性トリガーポイントは硬くなった骨格筋や筋膜に発生する過敏なポイントで、圧迫すると身体の別の部分にも痛みを感じることがある（関連痛）。
　潜在性トリガーポイントは、圧迫したときに痛みが生じるが、関連痛を引き起こすことはない。ポイントの周辺部に痛みが広がることもあるが、広がらないこともある。

トリガーポイントの位置

　トリガーポイントは全身に存在する。すべての筋肉に、非活動性、活動性、あるいは潜在性のトリガーポイントがひとつ、もしくはふたつある。トリガーポイントの発生位置は、個人の生活習慣、運動方法、職業によって差がある。トリガーポイントが痛みを引き起こすエリアを示したセラピスト向けのトリガーポイント表（筋膜系、神経筋系、東洋系など、種類はさまざま）もあるが、個人差があるため、これらの表に示された部位だけに、トリガーポイントによる痛みが引き起こされるわけではない。マッサージ・セラピー全般について言えることだが、すべてに当てはまる正確な情報は存在しないということ、一人の人間がすべての正解を知っている

わけでもないということを覚えておく必要がある。

　トリガーポイントは、身体の異変の表れであり、神経筋骨格系に何か問題があるという警告である。自動車の警告ランプと同じように、トリガーポイントは不具合を警告しているので、何もせず放置すれば重大なトラブルに発展する可能性もある。トリガーポイントの発生原因として考えられる事柄を次にリストアップした。リストの空間部分（16～20）には、自分の案を記入するとよい。

1　筋肉の拘縮
2　過度の筋緊張
3　ポイント付近の皮膚や組織の狭窄（きょうさく）、過敏性
4　ポイント付近の筋肉に関わる関節への負担
5　自律神経不全による内臓機能の低下（背骨の不全脱臼に多い）
6　筋肉の狭窄、筋緊張亢進（こうしん）による血液循環の悪化
7　自律神経不全による血管収縮
8　別のトリガーポイントの痛みをさけようとした結果、新たにトリガーポイントが発生する
9　筋肉の酷使
10　姿勢の悪さ
11　負担のかかる動作
12　無理なストレッチ
13　ストレッチ不足
14　まちがった方法でのエクササイズ
15　運動不足
16　_____
17　_____
18　_____
19　_____
20　_____

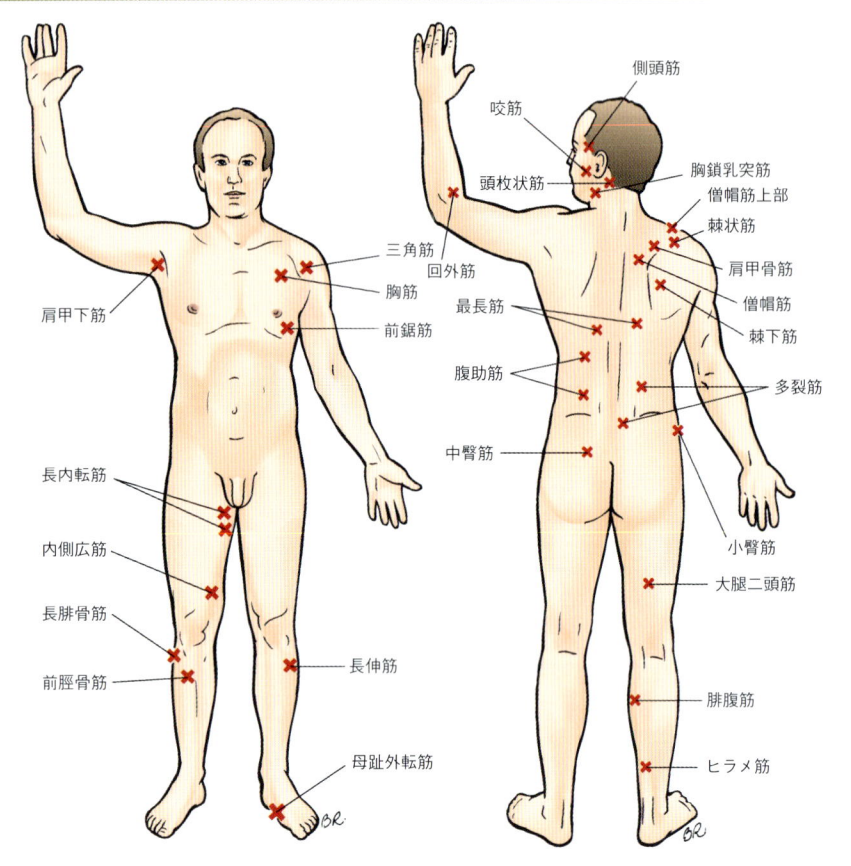

第1部　基本アセスメントとテクニック

トリガーポイントの主な発生位置

パルペーション

　触診でトリガーポイントを発見することは容易ではない。多くの生徒が表を使わなければトリガーポイントを見つけることができない為に、苛立ちを感じている。また、その感覚を掴めないと、効果的に改善できないものである。テクニックを習得し、触診でトリガーポイントを見つけるためには練習を重ねることが不可欠だ。トリガーポイントの感触とはこういうものだと教えるセラピストもいるが、これはまちがっている場合もある。例えば、トリガーポイントと結節を混同する場合があり、指先を使って結節部分に直接圧力をかけてトリートメントするように指示されることがあるが、これではクライアントに激しい痛みを与えることになってしまい、結節点を正しくトリートメントすることにはならない。トリガーポイントをさがす際に注意したいのは、次のような場所である。

- 圧痛点
- 筋肉のわずかなくぼみ
- 虚血性の圧痛点
- 充血している圧痛点
- 皮膚が熱をもっている直径1インチ(約2.5cm)以下の部分
- 瘢痕組織の周囲
- 結節の周囲
- 神経筋接合部

　トリガーポイントの触診テクニックを身につけるための唯一の方法は、トリガーポイント表を使用しながら練習を重ねることである。技術習得には練習あるのみだ。

リリース法

虚血部分を圧迫するテクニックを用いる。

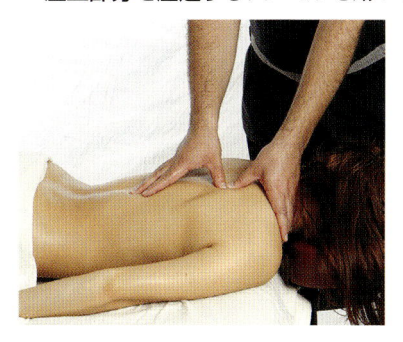

一般的な手順

1　主なトリガーポイントから先に、8～20秒ほど又は、痛みがなくなるまで直接圧を加える。このとき、トリガーポイントの感触や密度、痛みの度合いに注意する(後に説明する1～10のペインスケールを利用して、クライアントから情報を得る)。
2　どのような関連痛があるか、クライアントとコミュニケーションをとりながら把握する。
3　深部まで届くように、エフハラージュ、ペトリサージュ、フリクションといったマッサージを施す。
4　トリガーポイントがリリースされない場合は、同じポイントにつきこれらの手順を3～4回繰り返すことで、できる限り痛みを取りのぞく。
5　痛みが増すようなら、ポイントがリリースされるまでさらに数秒間押さえるか、後回しにする。トリガーポイントに負荷をかけすぎないことが重要である。

6 力のかけ具合は、トリガーポイントの変化やリリース状態に合わせて場所を変えながら調節する。ただし、原則的にはリリースされるまでポイントを一定の強さで圧迫しつづけること。

ストレッチには、ディベロップメンタル・ストレッチ、スタティック・ストレッチ（静的ストレッチ）、パッシブストレッチ、PNF（固有受容性神経筋促痛法）などがある（ストレッチのやり方については29章を参照）。

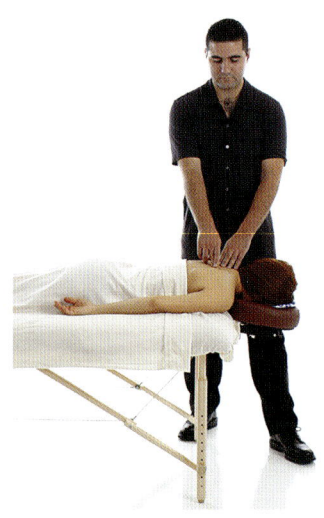

トリガーポイントを直接圧迫する。

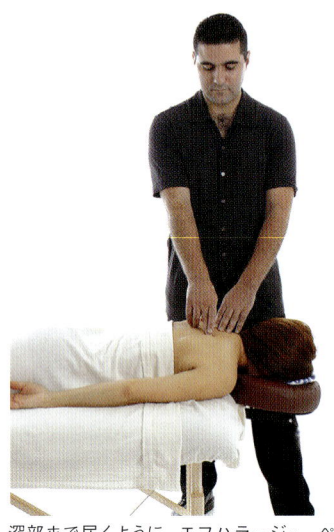

深部まで届くように、エフハラージュ、ペトリサージュ、フリクションといったマッサージを施す。

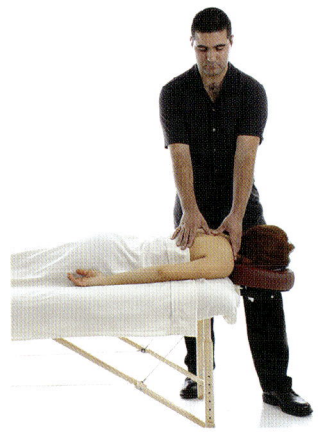

再びトリガーポイントに戻り同じ手順を3回から4回繰り返すことで、できる限り痛みを取りのぞく。

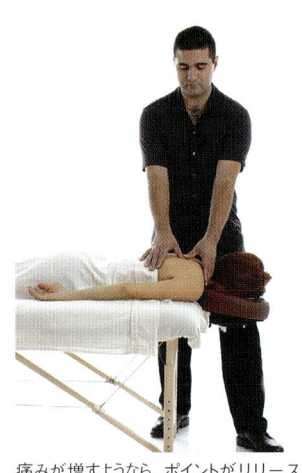

痛みが増すようなら、ポイントがリリースされるまでさらに数秒間押さえるか、後回しにする。

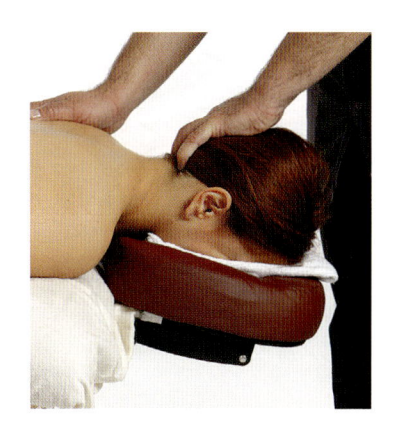

原則的には解除されるまでポイントを同じ強さで
圧迫しつづけること。

注意

　マッサージは必ず、クライアント個人の痛みの許容範囲内で行うこと。"痛みは効果の証"と思われがちであるが、本書で紹介するテクニックを用いる際には絶対にこれを当てはめてはならない。すべてのテクニックはクライアントの痛みの許容範囲に合わせておこなうことが重要である。許容範囲を知るために、痛みの段階を1から10の数値で表してもらうとよい。1は"かすかな痛み"、10は"激しい痛み"である。マッサージをおこなう際には、患者の痛みのレベルが8以下でなくてはならない。

　トリガーポイントをリリースするためには、深く、長く圧迫する必要がある。ほとんどのセラピストは、強く圧迫することをこわがってしまうか、実際に強くやりすぎてしまう。トリガーポイントを圧迫する際には、セラピストがこわがってはならないが、それと同時に、クライアントの痛みの許容範囲を超えて圧迫してはならない。"痛みは効果の証"を施術の基本としてはならない。強すぎる痛みは、逆に筋肉に悪影響を及ぼしてしまうのである。

Chapter 3
FRICTION

フリクション・マッサージ

　フリクション・マッサージとは、指、掌、指関節、肘などを用いて軟組織の深部に働きかけるマッサージである。体の凝りや瘢痕組織、小結節などの影響で、血流の悪くなっている部分、**可動域（ROM）**がせまい部分、感覚がにぶい部分を楽にすることが目的である。フリクション・マッサージは軟組織にのみ行う施術で、けっして骨の上に行ってはならない。
　フリクション・テクニックには、次の種類がある。
- クロス・ファイバー・フリクション
- ディープ・トランスバース・フリクション
- サーキュラー・フリクション
- パーム・フリクション
- ウィズ・ファイバー・フリクション

クロス・ファイバー・フリクション

　クロス・ファイバー・フリクションは、筋肉の主要部、起始部、停止部において、筋線維の向きに対し垂直におこなうフリクション・マッサージである。他のフリクション・テクニックにもいえることだが、クロス・ファイバー・フリクションを行うセラピストは、筋肉の起始部、停止部、筋線維の向き、危険箇所、そして骨格組織について熟知していなければならない。

手順
クロス・ファイバー・フリクションの正しい施術方法は、次の通りである。
1 クライアントが正しい位置、姿勢にあることを確認する。
2 マッサージを行う筋肉を見極める。（筋肉の起始部、付着点、筋線維の向き）
3 マッサージを行う部位に合わせて、セラピストは、正しい姿勢をとるようにする。
4 マッサージに入る前に、ウォーミングアップ・テクニックを施す。
5 筋線維の向きに対して垂直に、クライアントの痛みの許容範囲内でマージ・テクニックを施す。（1～10の段階で、8以上の強さで行ってはならない）
6 クライアントの筋肉の様子をみながら、力を徐々に強くしていく。
7 仕上げにクールダウン・テクニックを施す。

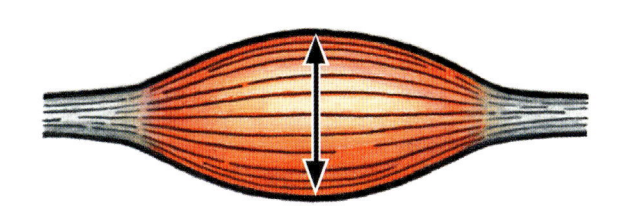

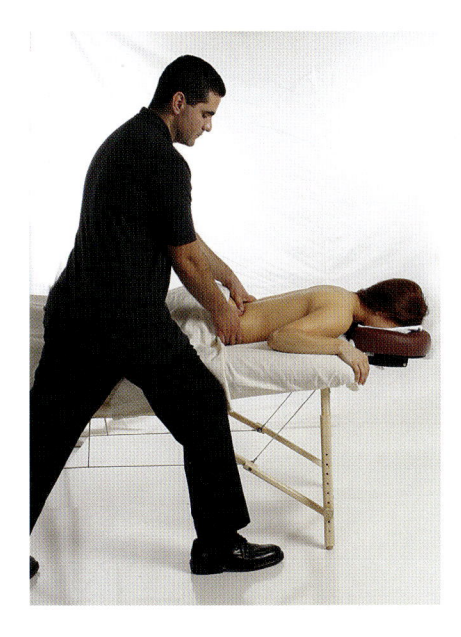

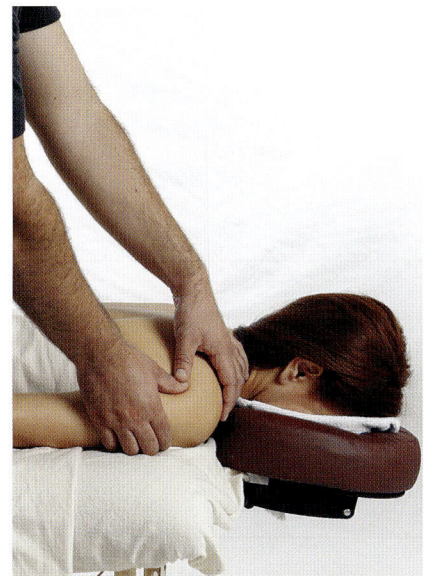

ディープ・トランスバース・フリクション

　ジェームズ・シリアックスが広めたことで有名なこのマッサージ法は、筋肉、腱、靭帯の繊維組織を広げ、繊維性癒着を取りのぞくことで筋肉の動きを正常に戻すものである。クロス・ファイバー・フリクションとディープ・トランスバース・フリクションは同じだという意見も多いが、著

者の意見は少しちがう。**ディープ・トランスバース・フリクション**はクロス・ファイバー・フリクションよりも深部に働きかけることで、筋肉の細部まで届く。そして、手の伸筋への施術が前腕の回転を改善する結果になるなど、筋肉の連動をよくすることができる。

　また、ディープ・トランスバース・フリクションで意図的に組織に損傷を与えることで、次のような結果を出すこともできる(施術は最長15分間)。

1　結合組織の再建
2　血流の増加
3　一時的な無痛覚症
4　可動域(ROM)の増加

手 順

1　施術部位を確認する。
2　深部組織に働きかけるフリクション・マッサージは痛みを伴う場合もあることをクライアントに伝える。このとき、痛みの許容レベルを表す1から10の数値を利用する。
3　クライアントの位置、姿勢を整える。
4　前後に幅広く動かしながら深部までフリクション・マッサージを施していく。

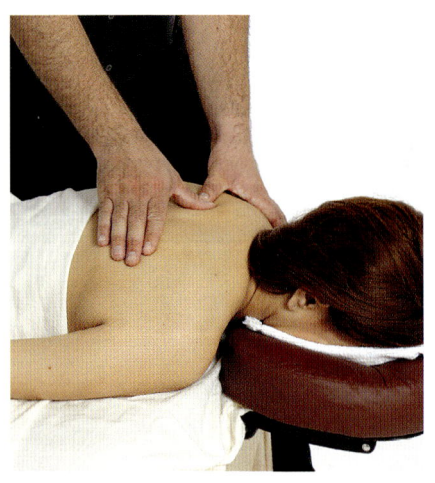

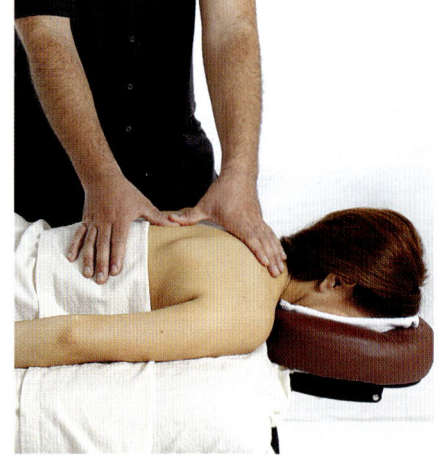

サーキュラー・フリクション

　サーキュラー・フリクションは主に特定の部位の血流を増加させる目的で行われ、関節や棘下窩(きょくかか)など骨の周囲に施す場合が多い。また、靭帯におこなうことで滑液の分泌をよくし、部分的な凝りを改善することができる。指先で丁寧に円を描くようにしておこない、骨の部分には直接フリクション・マッサージをおこなわないように注意する必要がある。

手順

1 クライアントが正しい位置、姿勢にあることを確認する。
2 マッサージする部位と、その構成を確認する。
3 関節部分に負荷がかかっていないか確認する。
4 マッサージを行う部位に合わせて、セラピストは、正しい姿勢をとるようにすること。
5 マッサージに入る前に、ウォーミングアップ・テクニックを施す
6 クライアントの痛みの許容範囲内でフリクション・マッージを施す。
　（1～10の段階で、8以上の強さでおこなってはならない）
7 クライアントの筋肉の様子をみながら、力を徐々に強くしていく。
8 仕上げにクールダウン・テクニックを施す。

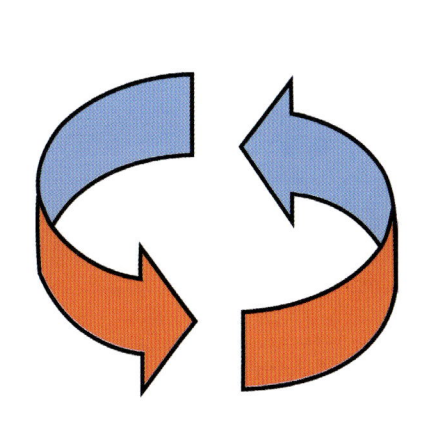

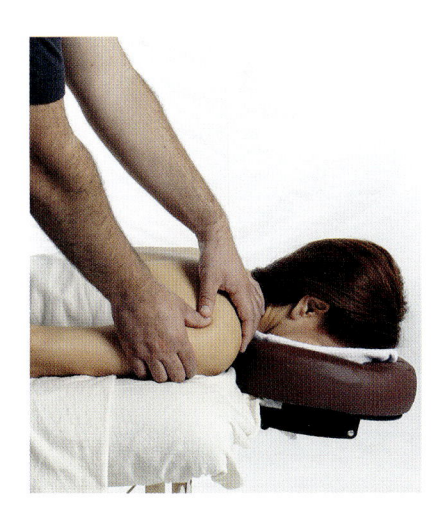

パーム・フリクション

　パーム・フリクションは、片手もしくは両手の掌を使っておこなうフリクション・マッサージで、ディープ・トランスバース・フリクションほど深部に働きかけるものではない。大腿四頭筋、広背筋、僧帽筋などの大きな筋肉におこなうもので、広い範囲の血流をよくし、凝りをほぐし、組織の柔軟性を高めることが目的である。

手順

1　クライアントが正しい位置、姿勢にあることを確認する。
2　マッサージする部位を、筋肉の構成も含めて確認する。
3　マッサージを行う部位に合わせて、セラピストは、正しい姿勢をとるようにすること。
4　マッサージに入る前に、ウォーミングアップ・テクニックを施す。
5　骨の部分はさけながら、クライアントの痛みの許容範囲内でマッサージ・テクニックを施していく。（1〜10の段階で、8以上の強さで行ってはならない）
6　クライアントの筋肉の様子をみながら、力を徐々に強くしていく。
7　仕上げにクールダウン・テクニックを施す。

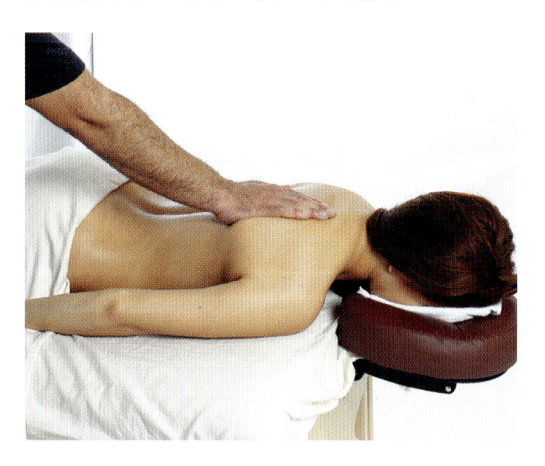

ウィズ・ファイバー・フリクション(スプリーディング)

　ウィズ・ファイバー・フリクションは、別名ストリッピングやスプリーディングとも呼ばれるマッサージ法で、筋肉の流れに沿って施していくものである。血流をよくし、瘢痕組織をほぐし、筋繊維を整えるほか、このテクニックは小結節に用いられる場合が多い。小結節を取りのぞいた

めに、誤ってクロス・ファイバー・フリクションやサーキュラー・フリクションをおこなったり、直接圧迫するセラピストもいるが、このようなマッサージ方法はクライアントの痛みを増長させてしまうだけである。なぜ小結節にはウィズ・ファイバー・フリクションをおこなうべきなのか。それを知るためにはまず、小結節とは何かを理解する必要がある。

　小結節とは、筋繊維がけいれんしたり絡み合ったりした状態である。体のどの部位にも生じる可能性があるが、主に肩、大腿、脚、足に多く見られる。小結節を適切に取りのぞくためには、筋繊維を元の状態、つまり元の流れに沿った状態に戻さなくてはらない。これを実行するために、マッサージをするときは小結節の上から、流れに沿って外向きに行う。誤ったテクニックを施した場合には筋肉がけいれんを起こすこともあるが、正しく行うことでこのような感覚神経も正常に戻ることにつながる。

手順

1 クライアントが正しい位置、姿勢にあることを確認する。
2 マッサージする部位を、筋肉の構成も含めて確認する。
3 マッサージを行う部位に合わせて、セラピストは、正しい姿勢をとるようにすること。
4 マッサージに入る前に、ウォーミングアップ・テクニックを施す。
5 小結節から外に向って、骨の部分をさけながらマッサージ・テクニックを施していく。クライアントの痛みの許容範囲内で行うこと。（1～10の段階で、8以上の強さで行ってはならない。）
6 クライアントの筋肉の様子をみながら、力を徐々に強くしていく。
7 仕上げにクールダウン・テクニックを施す。

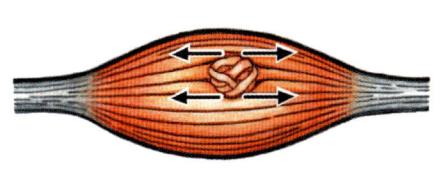

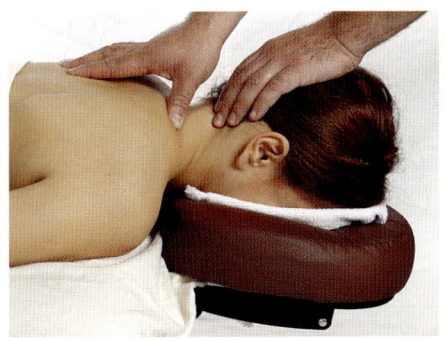

Chapter 4
MYOFASCIAL RELEASE
筋膜リリース

　筋膜の障害は徐々に姿勢の悪化をまねき、骨格のずれ、血管や神経の圧迫にもつながる。筋膜リリース（MFR）はディープティシュー・テクニックのひとつで、筋膜だけではなく、筋肉や骨、内蔵を取り囲む周辺組織に働きかけるマッサージ方法である。筋膜リリースの方法として知られるテクニックはたくさんあるが、ここではディープテシュー（深部組織）に限定して解説する。

健康な筋膜とは

1　見た目はサランラップのような薄くて滑らかな組織。
2　体を支えると同時に力や弾力性を与え、衝撃を吸収する。
3　内臓を保護し、体に輪郭を与える。
4　保護膜として体温の保全に役立つ。
5　水分をたっぷり含み、柔軟で自由に動く。

トリートメント

　筋膜リリースは、ゆっくりと辛抱強くおこなうもので、組織の柔軟性を高め、組織間の血流を改善するのが目的である。ローションやクリームの使用は必要なく、ゆっくり辛抱強くマッサージしていく（補助的な役割としてフリクションも加えるとよい）。圧迫するときは向きに注意すること。組織の構造によってマッサージの角度が異なるので、セラピストはどの向きで障害がおきているかを見極める前に、あらゆる向きでの組織の柔軟性を確認しておく必要がある。
　このマッサージは、服を着た状態のクライアントにもおこなうことができる。
　筋膜リリースのテクニックには次のようなものがある。

- ほぐし
- 縦に伸ばす
- 横に広げる
- 筋膜の分離

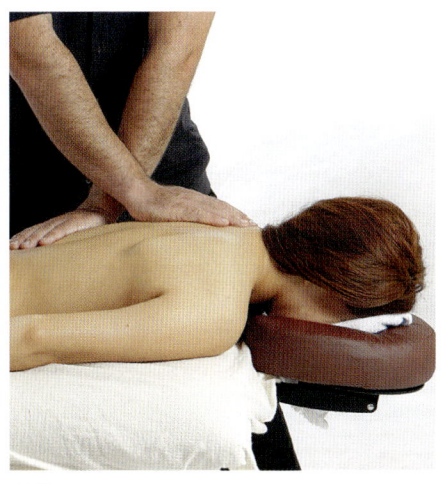

ほぐし

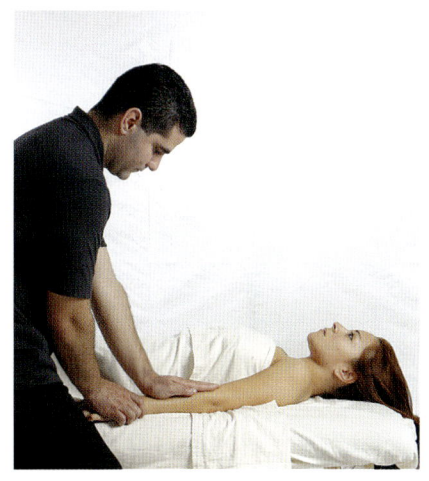

縦に伸ばす

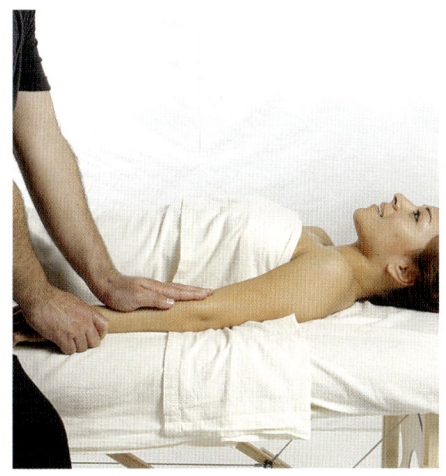

横に広げる

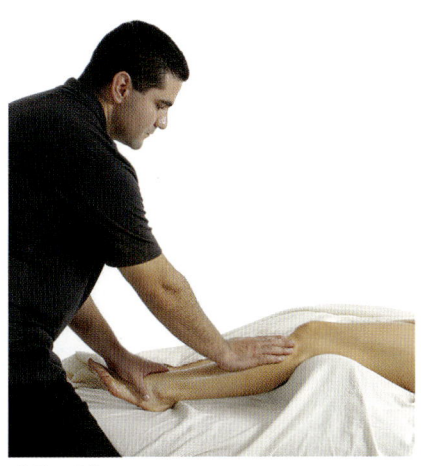

筋膜の分離

禁忌
- 悪性腫瘍
- 動脈瘤
- 急性関節リウマチ
- 開いた傷口
- ひどいアザ
- 骨折
- 骨粗しょう症
- 皮膚炎

ディープティシュー筋膜リリース法

背中と肩帯
目的：背中の伸筋を縦に伸ばし、肩甲帯を楽にすること。
クライアントの姿勢：うつぶせ。必要に応じて足首とASISの下に枕などを入れる（脊柱前彎症がある場合。18章参照）。

僧帽筋上部
目的：肩の筋肉をほぐし、広げるために、僧帽筋上部の線維を縦に伸ばすこと。
手順：首の近くから肩鎖関節にかけて僧帽筋を圧迫したり、さすったりする。つづいて肩鎖関節から外に向かって、肩甲骨の上縁に沿って圧迫したりさすったりする。
ヒント：あまり深くまで圧迫しないこと。

僧帽筋下部
目的：僧帽筋下部の線維を縦に伸ばし、肩甲骨の位置を正すこと。
手順：肩甲骨と脊椎の境目を上から下に沿ってほぐし、そのままT12（第12胸椎）に向かう角度でつづける。
ヒント：あまり深くまで圧迫しないこと。僧帽筋、大菱形筋、脊柱起立筋、広背筋については、あらゆる方向にマッサージしてもよい。

大円筋と小円筋
目的：大円筋と小円筋をほぐすこと。
手順：
1 肩甲骨の外側縁に沿って、下角から上に向かって大円筋と小円筋を圧迫しながらほぐしていく。

2 小円筋と三角筋から成るV字を圧迫することで、大円筋と小円筋の主要部をほぐす。
3 三角筋の下から上腕骨大結節にかけてを圧迫し、小円筋の停止部をほぐす。

菱形筋
目的：菱形筋を縦に伸ばしてほぐすことで、肩甲骨の位置を正すこと。
手順：
1 C7(第7頚椎)から停止部(肩甲骨との縦の境目)に向かって、菱形筋をさすったり圧迫したりしていく。
2 菱形筋のその他の部分も、さすったり圧迫したりする。

脊柱と腸骨稜付近
目的：クライアントとつながっている筋肉や筋膜(僧帽筋、菱形筋、脊柱起立筋)を縦に伸ばし、ほぐすこと。
手順：患者の頭の前に立ち、C7から仙骨に向けて脊柱の両側の筋肉をさすり、圧迫していく。左右同時におこなうか、片側ずつおこなっていく(右側につづいて左側)。
注意：棘突起を上から直接さすったり、圧迫してはならない。

脊椎
目的：脊椎の棘突起とつながっている筋肉や筋膜をほぐすこと。
手順：幅の狭い部分で(親指や小型のT字バーなど)、脊椎骨C7(第7頚椎)から仙骨にかけてひとつひとつ、棘突起の横を圧迫していく(軽め〜中くらいの強さ)。

腸骨稜
目的：腸骨稜とつながる筋肉をほぐすこと。
手順：腸骨稜に向かって上方向に圧迫していく。仙腸関節のあたりから始め、上に向かって圧迫したり、もみほぐしたりしていく。

下肢と体幹下部
目的：胴と脚をつなぐ大幹の伸筋を縦に伸ばすこと。
クライアントの姿勢：うつぶせ。必要に応じて足首とASISの下に枕などを入れる(脊柱前彎症がある場合。18章参照)。
診察時の確認事項：
■ 腰椎が内側に向かって彎曲していないか(脊柱前彎症)。
■ 骨盤の角度が過度に前もしくは後ろに傾いていないか(ASISとPSISを比較する)。
■ 腰の彎曲があるかどうか。

■ 左右の腸骨稜の高さが合っているか。
緊張部位：脊柱起立筋、腹部、腸腰筋、腰方形筋、腰の外旋筋6箇所、ハムストリングス、大腿四頭筋。

仙骨と大臀筋

目的：大臀筋を縦に伸ばすこと。
手順：
1 仙骨の境目に沿って圧迫していく。
2 仙骨に沿って外側から内側に向かって圧迫していく。
3 大臀筋を起始部から付着点に向かって腸脛靭帯まで、圧迫したりさすったりしながら筋膜を縦に伸ばし、もみほぐす。

注 大臀筋の下には坐骨神経があるため、深く圧迫すると過敏に反応することがある。患者が大腿後部に痛みやピリピリ感、熱を感じたり、麻痺した感覚を訴えた場合には、圧迫する位置や向き、深さを変えること。
尾骨付近は注意してマッサージをおこなうこと。

ハムストリングス（半腱様筋、半膜様筋、大腿二頭筋）

目的：ハムストリングスを縦に伸ばし、坐骨結節をほぐすこと。
手順：
1 手根部分か拳を使って、坐骨結節を圧迫する。
2 ハムストリングス全体を、下に向かって、ゆっくり圧迫したりほぐしていく（膝の少し上まで）。
3 最後に、脛骨と腓骨につながっている筋肉をほぐす。

注 静脈瘤はマッサージにおいて禁忌である。

大腿四頭筋（大腿直筋、外側広筋、内側広筋、中間広筋）のリリース

目的：大腿四頭筋と縦に伸ばし、ASISを解放すること。
あおむけになってもらい、以下の手順でマッサージをおこなう。
1 大腿直筋の起始部（ASISの真下）から圧迫していく。
2 膝に向かって筋肉を圧迫したりしながらほぐしていく（膝の少し上で止める）。
3 大腿四頭筋がつながっている膝蓋骨の両側部分を、小型の道具（T字バーなど）を使ってほぐす。

腹部のリリース

目的：腹直筋、腹斜筋、腹横筋をほぐすこと。
あおむけになってもらい、以下の手順でマッサージをおこなう。
1 手根部分を使い、腹部の筋肉をやさしく圧迫する。
2 腹部全体がほぐれるまで弱い圧迫をくりかえす。
3 剣状突起から胸郭の内縁に沿って圧迫していく。

> **注** 腹部を圧迫することで痛みが生じないよう、ゆっくりおこなうこと。
> 妊娠中、生理中、腹痛のある患者におこなってはならない。
> 肋骨11番（浮遊肋骨）への圧迫は痛みを生じるので、胸郭部分の圧迫は肋軟骨までとすること。

腸骨の前面

目的：骨盤、腹筋、腸腰筋をほぐすこと。
あおむけになってもらい、以下の手順でマッサージをおこなう。
1 ASISの付近から恥骨枝に向かってやさしく圧迫する。
2 腸骨の傾斜に沿って、ゆっくりとやさしくもみほぐす。

> **注** 指の腹を腸骨の表面に当てておこなうこと。
> 鼠径靱帯の下から直接圧迫しないようにすること。

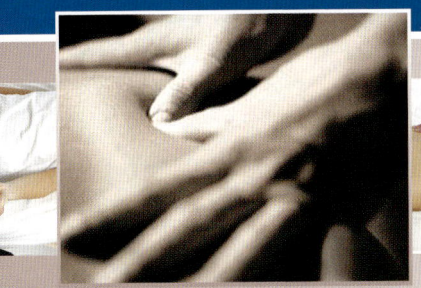

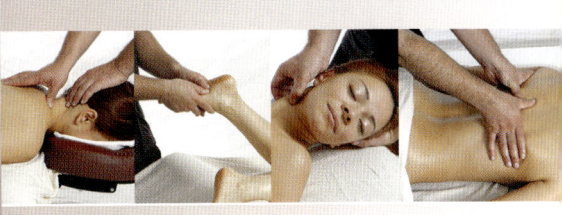

第2部
疾患別トリートメント方法

クライアントの症状にはさまざまなものがあり、疾患のタイプに応じてトリートメント方法は異なる。また、マッサージをおこなうことで、かえってクライアントの体にダメージを与えてしまうということもあるため、マッサージのプロフェッショナルとして、適応症と禁忌項目についてはしっかりとした知識を持つことが大切である。第2部では、疾患別のトリートメント方法を学んでいくことにしよう。

Chapter 5
NECK PAIN AND HEADACHE
首の痛み・頭痛

　首の痛みや頭痛の原因となりえるのは、外傷、ストレス、睡眠障害や睡眠時の悪姿勢、コンピューターの長時間使用、日常の動作問題、姿勢の悪さ、脊椎間の円盤の神経圧迫、首の関節炎などである。痛みの度合いはさまざまで、ごく軽いものから、焼けるような激しいものまである。放置すると、急性の症状（寝不足、椎間関節症、けいれん、筋肉リウマチなど）から急速に慢性化する可能性もある。

　この章で学ぶマッサージは以下のような適応症に効果がある。ただしいくつかの禁忌項目があるので、そのような場合にはマッサージをおこなってはならない。

適応症
- 斜頚
- むち打ち症（10章参照）
- 首の凝り
- 可動域（ROM）の減少

禁忌
- 浮腫
- 重度の頸部ヘルニア
- 急性外傷（痛みが生じる0～36時間前に起きた負傷）
- 末梢血管障害（PVD）

マッサージ手順

マッサージ手順：仰臥位

1　クライアントの呼吸を安定させるために、片手を横隔膜に、もう片方の手を腹部に当て、やさしく体を揺らしリズムを作る。

2　ローションをぬりながらマッサージを開始する。大胸筋上部、肩、上部僧帽筋、後頭筋の周囲をやさしくさする。

3   エフルラージュで後頸筋の周囲をさする。肩甲骨の上角からはじめ、後頭骨下縁までおこなう。

4   重ねた両手の上に頭部をそっと乗せ、やさしく左右に揺らす。

5   頭を左側に向け、首の右側をさする。肩から後頭骨下縁までをひとつの長いストロークでおこなう。

6   同じ側を、指をV字型にして、親指で動脈を圧迫しないよう注意しながら揉む（脈を感じた場合は指の位置をずらす）。⚠️

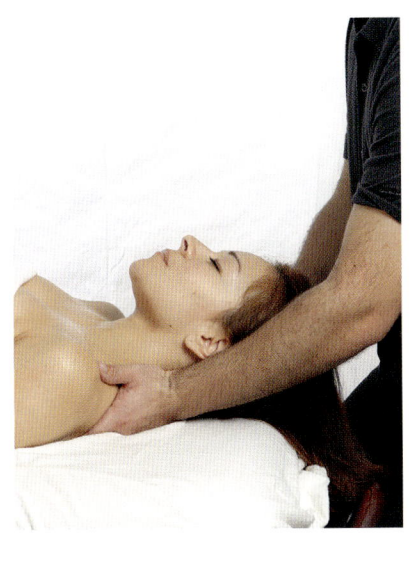

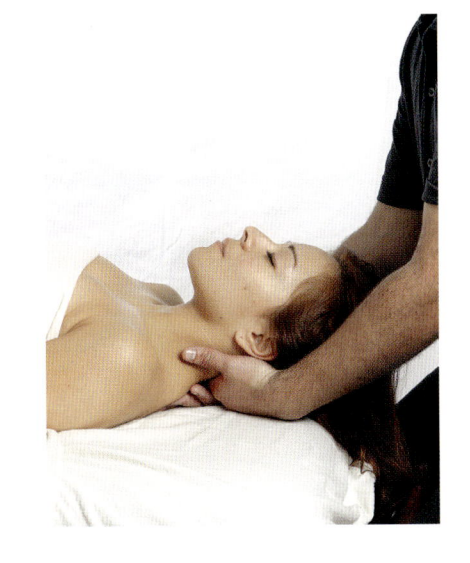

7   首を真ん中に戻し、重ねた両手でゆっくりと首を揺らす。

8   後頸筋を何度かさする。C7（第7頸椎）の下に手を当てて開始し、後頭骨下縁に向かって上方向におこなう。

9   首の左側に、手順5〜8をおこなう。

10 後頭骨下縁から肩のつけ根まで、親指を使って後頸筋にウィズ・ファイバー・フリクションをおこなう。

11 後頭骨下縁の周囲にある活動性トリガーポイントにのみ、トリガーポイント・セラピーをおこなう。⚠

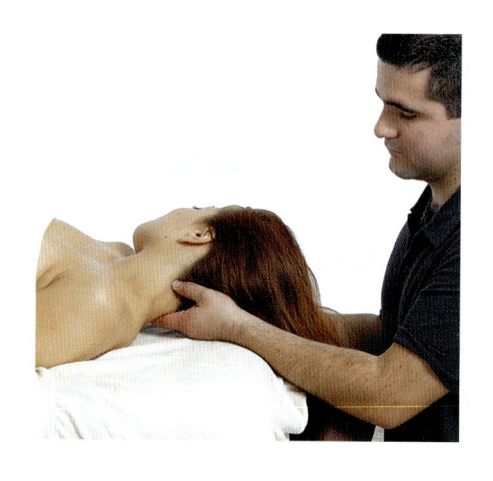

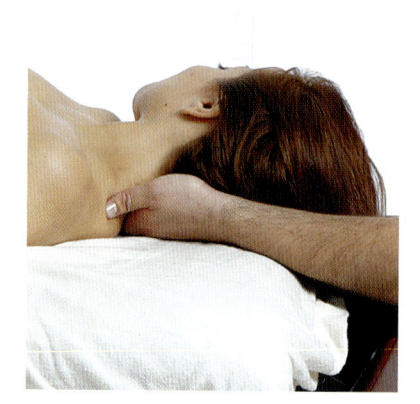

12 首のつけ根の周囲にある活動性トリガーポイントに、トリガーポイント・セラピーをおこなう。
13 このエリア全体を、やさしく3回エフルラージュする。
14 肩甲挙筋に、親指を使って外側から内側へウィズ・ファイバー・フリクションをおこなう。

5章 首の痛み・頭痛

15 頭皮から咬筋に向かって、指で円を描くように動かしながら側頭筋をマッサージする。

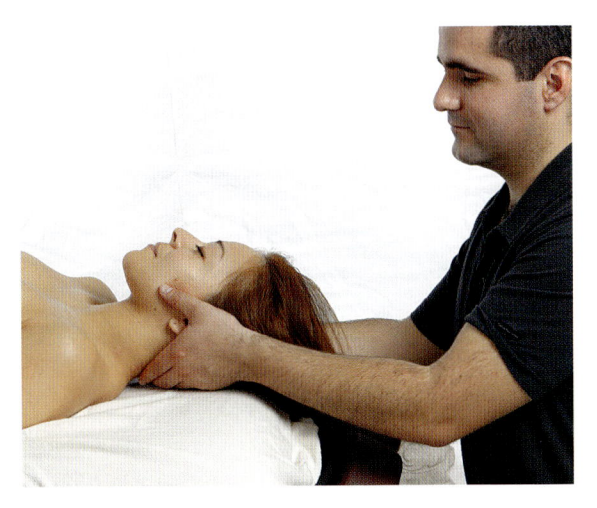

16 額の中心からこめかみにかけて、親指で圧迫していく。3回くりかえす。

17 最後に、顎のラインを羽のように軽くなでる。

Chapter 6
MIGRAINE

偏頭痛

偏頭痛とは、一般的に何もする気がおきなくなるほどのひどい頭痛で、原因となるのは、神経、神経筋、血管、または栄養学的な問題などである。英語で偏頭痛を指すmigraineという言葉は、"頭の片側だけの痛み"を意味するギリシャ語のhemikranionが語源となっている。

慢性的な頭痛に悩まされているアメリカ人の数は、およそ4,500万人といわれ、そのうちの半数以上が偏頭痛だとされる。また、特に視覚に影響を与える偏頭痛については、若年層の脳卒中のリスク要因であるとされている。

偏頭痛の症状は、基本的に頭蓋（とうがい）の片側に生じる強い痛みで、同時に吐き気、嘔吐、光恐怖症などを伴う。なかには、"オーラ"と呼ばれる視覚的前兆を伴うものもある。人によっては、食生活の改善や、チェダーチーズ、チョコレート、アルコール飲料などに含まれる化学物質を避けることで偏頭痛をやわらげることができる。そのほか、ストレスに起因するものは、生活スタイルを変えることで抑えることが可能である。

この章で学ぶマッサージは以下のような適応症に効果がある。ただしいくつかの禁忌項目があるので、そのような場合にはマッサージをおこなってはならない。

適応症

偏頭痛の一般的な治療法として知られているのは、鎮痛剤の服用や注射、生活スタイルや食生活の改善、ディープティシュー・マッサージ、エクササイズなど。また、東洋医学的な鍼治療などもおこなわれている。クライアントは必ずかかりつけ医から偏頭痛のタイプを確認したうえでトリートメントを受けること。ここで紹介するマッサージを適用できるのは、神経筋、姿勢が原因の偏頭痛である。

禁忌
- 血管障害
- 食品が原因の偏頭痛
- 心臓疾患
- 高度の糖尿病
- 脳卒中の既往歴
- 血管性頭痛

マッサージの手順

マッサージ手順：仰臥位

1. エフラージュで肩と後頸筋を軽くさする。
2. 後頸筋を揉みほぐす（薄くローションなどをぬる）。このとき、僧帽筋上部を重点的におこなう（両側におこなう）。
3. 片手で頭を支え、もう片方の手で脊柱の横の溝を、サムストリッピングでほぐしていく。

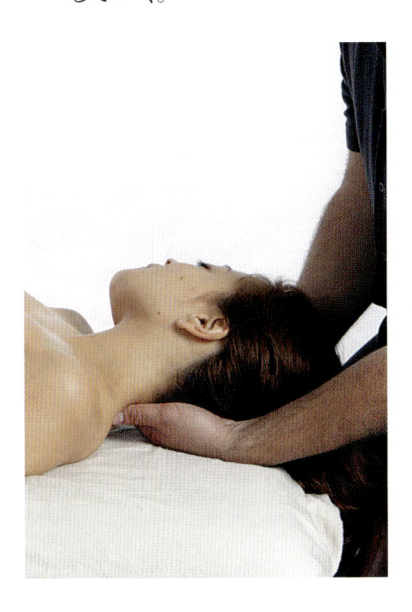

4　ほぐす動作をくりかえしながら、頭部を軽く左右に揺らす。

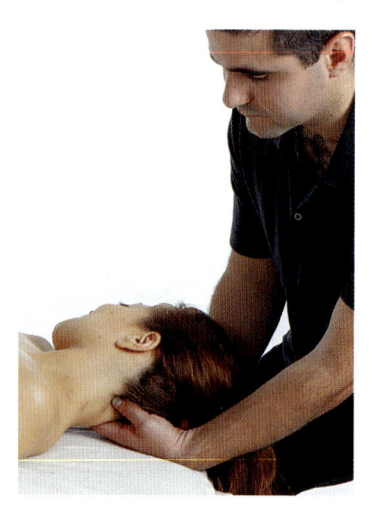

5　後頭骨下縁にクロス・ファイバー・フリクションとウィズ・ファイバー・フリクションをおこなう。

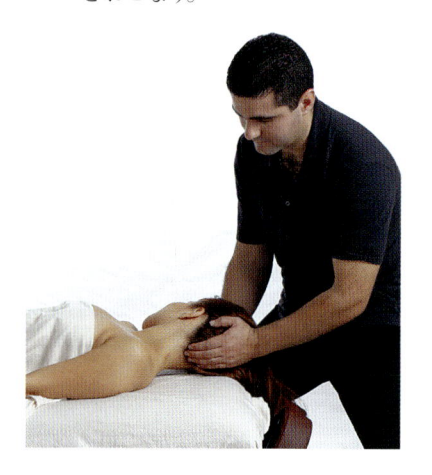

6　後頭骨を両手で持ってけん引し、15～20秒保持する。
7　頭部の筋膜リリースをする。指を髪に通した状態で手を拳にして、引っ張る。そのまま5秒保持。つづいて、拳をひねった状態でさらに5秒保持する。即頭筋と頭頂角周辺には、主にこのテクニックを使用すること。

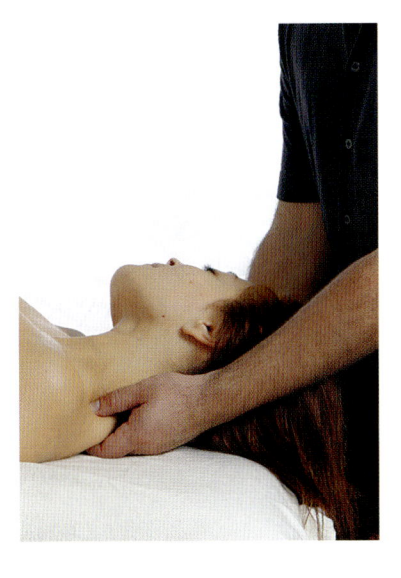

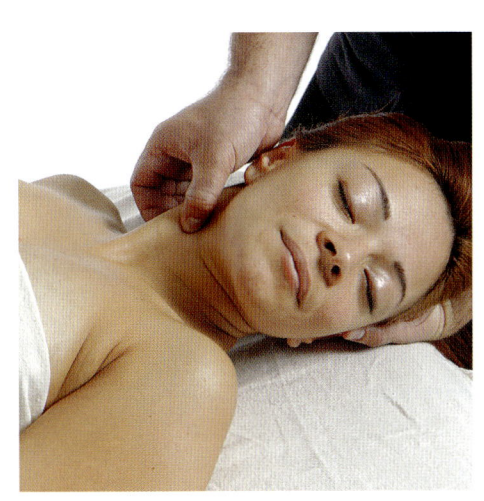

8 手順5を反対側にもおこなう。

9 肩甲挙筋をつまみ、親指でなぞるようにほぐす。反対側にも同じようにおこなう。

10 頭部を片側に向け、胸鎖乳突筋（SCM）を確認して薄くローションなどをぬる（クライアントに頭を少し持ち上げてもらうと、胸鎖乳突筋がすぐにわかる）。

11 胸鎖乳突筋（SCM）を、停止部から起始部に向って親指でなぞるようにほぐす。

12 親指と人差し指でつまんで（お金を意味するマネーサインの形）フリクション・マッサージをおこなう。

13 胸鎖乳突筋（SCM）の起始部と停止部にクロスファイバー・フリクションをおこなう。鎖骨頭については、鎖骨の下へのフリクションは、必ずクライアントが息を吐いた後でおこなうこと。

14 反対側の胸鎖乳突筋（SCM）も同様におこなう。

注 頭痛がつづく場合は、舌骨下筋、舌骨上筋、広頸筋にも施術をおこなう。

15 下顎骨の下部に、指先で軽くフリクション・マッサージをおこなう。

16 クライアントに何度か唾を飲み込んでもらい、気管を確認する。

17 気管の側面の表面を軽くなでるようにする。

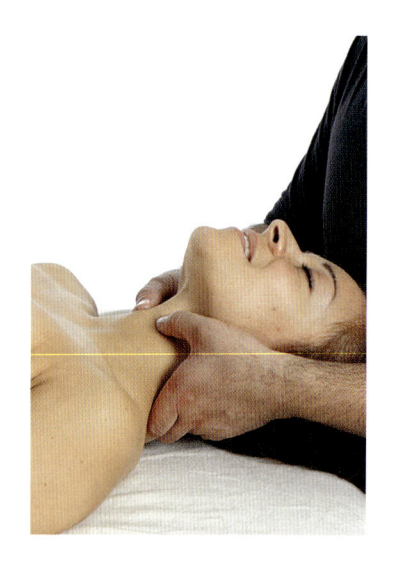

18 ゆっくりと気管を動かし、静止する。もう片方の手で前頸筋にフリクション・マッサージをおこなう(フリクションは親指でも他の指でもかまわない)。

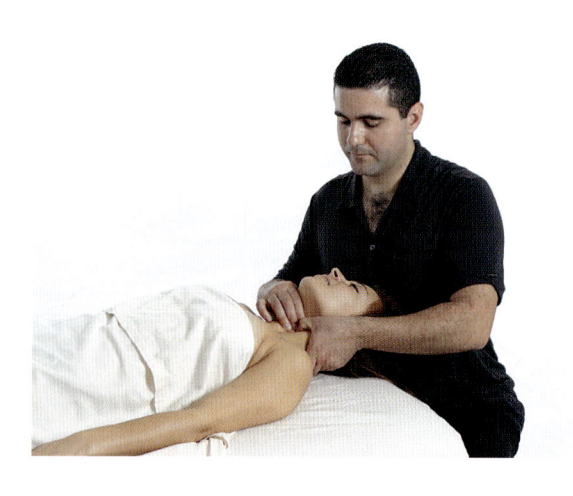

6章　偏頭痛

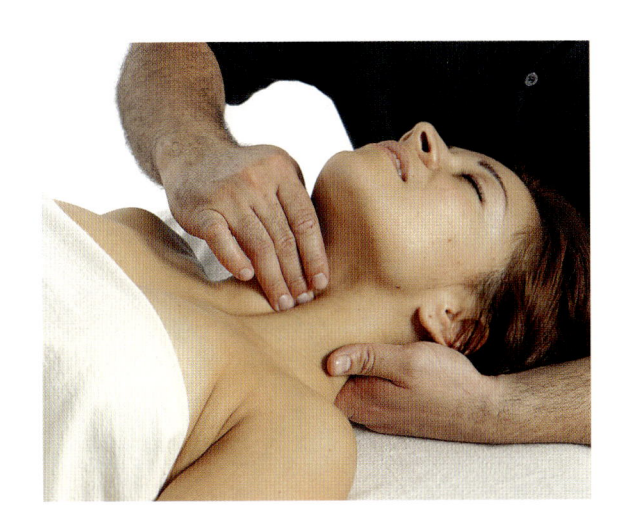

⚠
手順15〜18では細心の注意を払い、頸動脈に圧迫しすぎないようにすること。

19　最後に軽くさするか、髪を引っ張る動作をくわえてもよい。

Chapter 7
TEMPORAL MANDIBULAR JOINT DISORDER
顎関節症（TMJD）

顎関節症とは、咀嚼筋と顎関節（TMJ）が正しく機能していない状態で、頭痛、偏頭痛、耳の痛み、顎筋の違和感、顔面の痛みといった症状がみられることが多い。主な原因には、顎や頭部、首の怪我や、関節炎などがあるが、それ以外にも、歯ぎしりや歯の噛み合わせなど歯の問題が顎関節症の原因であることも多いとされている。いずれの場合も、早期治療をおこなえば顎関節症は大幅に改善することができる。

注　顎関節症のマッサージ方法については、DVDで正確な施術法を確認することをおすすめする。

顎関節症（TMJD）の症状は、一般に次のようなものが多い。

- 顎筋の痛みがある。
- 口を開け閉めする際にコキっと音がする。
- 口を開けるのが困難。
- 顎が動かない。
- あくびや咀嚼、口を大きく開ける際に痛みがある。
- 頭痛や首の痛みがある。
- 耳の奥や耳周辺の痛み（顔面まで広がることが多い）がある。

この章で学ぶマッサージは以下のような適応症に効果がある。ただしいくつかの禁忌項目があるので、そのような場合にはマッサージをおこなってはならない。

適応症

顎関節症は、歯や咀嚼筋、顎関節にかかわる症状であるため、トリートメント法もさまざまである。歯科医や医師でおこなわれる治療としては、ディープティシュー・マッサージ、歯の噛み合わせの調整、咀嚼癖の改善のほか、顎のゆがみが大きすぎる場合には手術も検討される。

- 筋肉のけいれんをなくすこと
- 咀嚼筋の緊張をやわらげること
- 翼突筋をほぐすこと
- 顎関節のゆがみを整えること

禁忌
- 歯並びが原因の顎関節症
- 開いた傷口
- 顎ワイヤー
- 顔面全体のひどいにきび

マッサージの手順

マッサージ手順：立位

1. クライアントが口を開け閉めする様子を観察する。このとき、耳のすぐ前にある顎関節を注意深く見る（人差し指を顎関節に当てた状態で顎を開け閉めしてもらうとわかりやすい）。左右のどちら側がゆがんでいるかを見極める。
2. 顎関節の翼突筋を触診した状態で下顎の開け閉めをしてもらい、片側にゆがみや引っかかり、強いこすれが感じられるかどうかを調べる。

マッサージ手順：仰臥位

1. 咬筋を上から下までさする。
2. 顎関節から咬筋に向かって親指を使ってウィズ・ファイバー・フリクションをおこなう。
3. 顎関節の真下（起始部）に、クロス・ファイバー・フリクションをおこなう。

> 注 フリクションは起始部のみ！

4. 周囲の血行がよくなったら、咬筋の起始部にトリガーポイント・セラピーをおこなう。
5. 側頭筋をほぐすために、やさしく髪を引っ張る。
6. ゴム手袋をはめる（人差指をうがい薬に漬けて、ゴムの味を中和するとよい）。

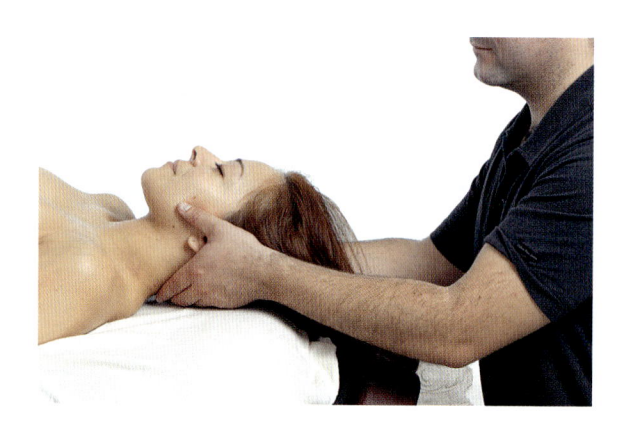

7 片方の指を口の中に入れて、内と外から親指と人差指で咬筋をつまむ。停止部から起始部にかけて2〜3回圧迫する。
8 人差指を顎関節の関節包（頬と臼歯の間）に当てて保持することにより、翼突筋をほぐす。患者に息を吸ったり吐いたりしてもらうと早くほぐれる。

注 このとき、口は軽く口を開けておくこと。

9 翼突筋がほぐれたら（指が関節包に沈むことでわかる）、トリガーポイントをさがしてみる。見つけたら、それぞれにフリクションを5秒おこなう。
10 ゆっくりと指を離す。
11 最後に、頬の外側をやさしくさする。

Chapter 8
THORACIC OUTLET SYNDROME
胸郭出口症候群（TOS）

　胸郭出口症候群（TOS）とは、首の下から胸部上部（胸郭出口）の神経や血管が圧迫されている、または傷を負っている状態で、主に鎖骨と第一肋骨にある前斜角筋と中斜角筋、鎖骨下筋の発育不全や肥大、または小胸筋が圧迫の原因となる。

　主な症状は、胸郭出口付近の痛み、無感覚、軽いしびれ、だるさで、次第に首の痛みや頭痛に発展する。男性よりも女性に多い疾患であり（男女の発生比率は1：9）、これは女性の胸壁の形が関係していると言われている。大きな乳房が胸部前面に負担をかけることでなで肩になり、胸郭出口への圧迫はさらに強くなる。妊娠が原因で発症することもあり、これは、体の姿勢が短期間に変化するからである。

　胸郭出口症候群に関連した疾患として、上腕神経叢障害、頸腕痛、肋骨鎖骨症候群、前斜角筋症候群、斜角筋症候群、頸肋症候群などがある。

　この章で学ぶマッサージは以下のような適応症に効果がある。ただしいくつかの禁忌項目があるので、そのような場合にはマッサージをおこなってはならない。

適応症
- 姿勢障害
- ストレス
- うつ
- 筋肉の酷使
- 脊柱後弯症（16章参照）
- 女性の場合：大きな胸
- 妊娠
  （治療法を決定する前に医師と相談すること）
- 亜急性、または慢性外傷
- 線維筋痛症（28章参照）

禁忌
- 血管病変
- 血栓
- 動脈瘤
- 骨折
- 浮腫
- 塞栓症
- 腫瘍
- 感染症

マッサージの手順

マッサージ手順:腹臥位

1 後頸部全体、僧帽筋、菱形筋、肩甲挙筋を軽くさすり、そして揉みほぐす。
2 症状が表れている側を重点的におこなう。僧帽筋上部と僧帽筋中部にウィズ・ファイバー・フリクションをおこなう。まず脊柱の側面に沿って、そこから肩甲骨に向かって外方向におこなうとよい。
3 僧帽筋上部、肩甲挙筋、棘上筋の活動性トリガーポイントをすべてリリースする。
4 片手を後頭部に、もう片手を肩において僧帽筋上部を伸ばす。
（L字の形でストレッチ）そのまま5～10秒保持。

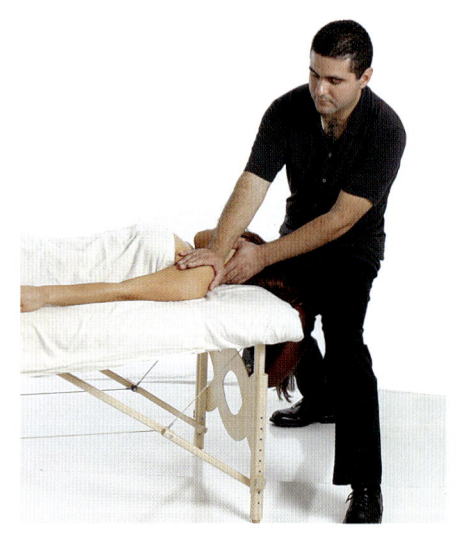

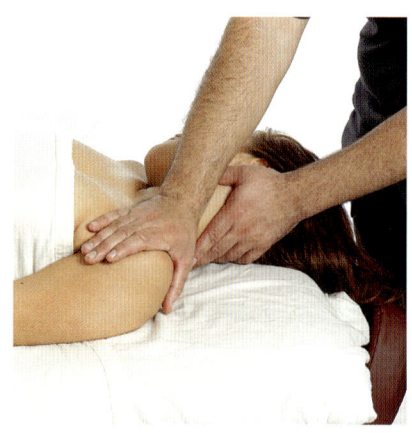

マッサージ手順：仰臥位

1. 頭を両手で支えた状態で、指先を使って後頭骨下縁にクロス・ファイバー・ブリクションを片側ずつおこなう。
2. 頸部を片側ずつ、脊柱の横の溝に沿って親指でなぞるようにマッサージし、頭板状筋と頸部をほぐす。

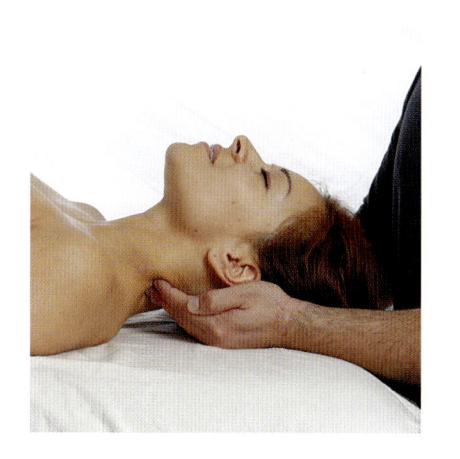

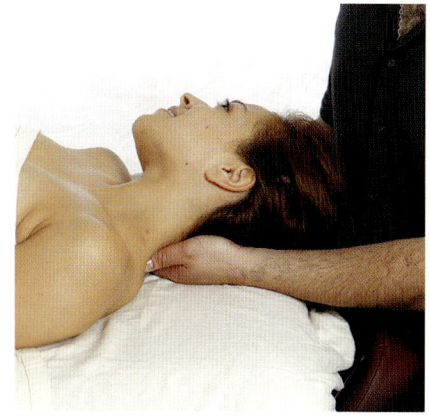

3. 斜角筋（胸鎖乳突筋の後ろ）を注意深くほぐし、活動性トリガーポイントがないか調べる。見つかった場合は、トリガーポイント・セラピーでリリースする。
4. 頸部をストレッチする。まず頭を横に傾け（耳を肩に近づける）、つづいて前に傾ける（顎を胸に近づける）。これを2回おこなう。
5. 鎖骨の下をさすり、腕を動かしながら大胸筋に筋膜リリースをおこなう。

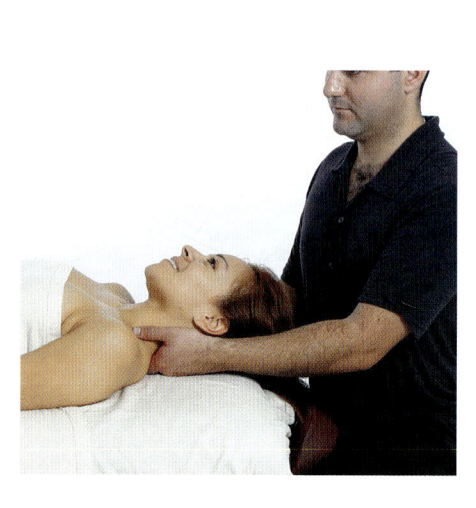

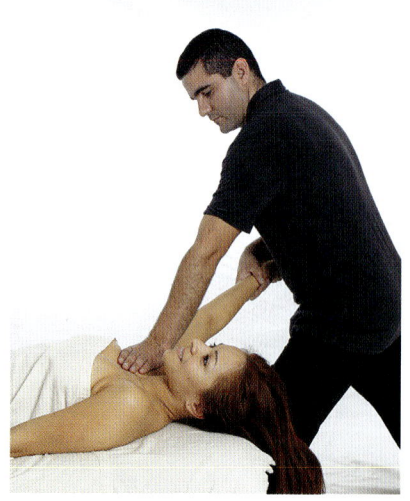

6 血液の流れがよくなったところで、小胸筋にウィズ・ファイバー・フリクションとトリガーポイント・セラピーをおこなう。

7 全体を軽くさする。

8 クライアントが着替え終えた後、胸筋のストレッチをおこなう。

⚠
注 胸郭出口症候群（TOS）の状態がひどい場合は、気管を動かす。chapter6の偏頭痛マッサージを参考にし、前斜角筋をほぐすとよい。

Chapter 9
TORTICOLLIS
斜頚
しゃけい

　斜頚とは、先天的もしくは後天的に首の動きが制限され、頭部が片側に傾き、顎がもう反対側を向いている状態のことで、胸鎖乳突筋（SCM）の縮みが原因である。乳幼児の場合、胸鎖乳突筋に硬い塊のように感じられる部分があることがあり、放置すれば、可動域（ROM）が生涯制限されたままとなる可能性もある。この症状は、最長で3週間ほど継続して見られる。斜頚のトリートメント法としては、やさしいストレッチ、注射、鎮痛剤の服用、マッサージ・セラピーなどがある。

　クライアントの同意があれば、トリートメントの直後に**固有受容性神経筋促通法（PNFストレッチ）**をおこなうとよい。PNFストレッチとは、神経筋メカニズムの固有受容体に働きかけるストレッチの方法である。固有受容体は、関節の位置、筋の長さなどの深部感覚を測定し脳に情報を伝える役割を果たしている。PNFストレッチでは、まず筋肉をストレッチし（痛みを1〜10の段階で表すとして8のレベルで）、つづいて等尺性収縮（8〜10秒保持）、そして最後にもう一度ストレッチをおこなう。

　この章で学ぶマッサージは以下のような適応症に効果がある。ただしいくつかの禁忌項目があるので、そのような場合にはマッサージをおこなってはならない。

適応症
- 首の凝り
- 制限された可動域（ROM）
- 悪い姿勢
- 首の筋違い
- 睡眠障害

禁忌
- 急性椎間板ヘルニア
- 外傷
- 浮腫
- 発疹
- 脳卒中の既往歴
  （医師に相談すること）

マッサージの手順

マッサージ手順：仰臥位

1. 後肩と後頸筋を軽くさする。
2. ローションなどを薄くぬり、僧帽筋上部を中心に後頸筋を揉む（両側におこなう）。
3. 片手で頭を支え、もう片方の手で脊柱の横の溝に沿って親指でなぞるように首をマッサージする。
4. 後頭骨下縁にクロス・ファイバー・フリクションとウィズ・ファイバー・フリクションをおこなう。
5. 後頭骨下縁を両手で持ち、やさしくけん引する。15～20秒保持する。
6. 斜角筋（胸鎖乳突筋の後ろ）を丁寧にほぐしながら活動性トリガーポイントがないかをさがす。見つかった場合は、リリースする。⚠️

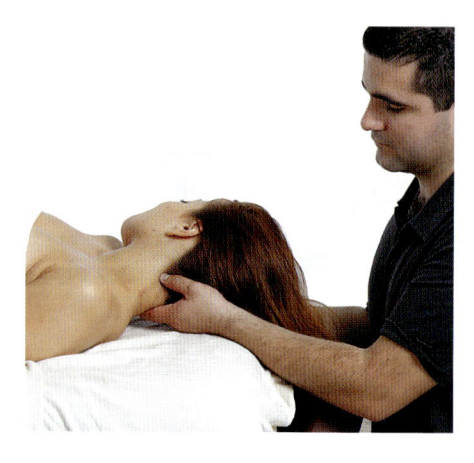

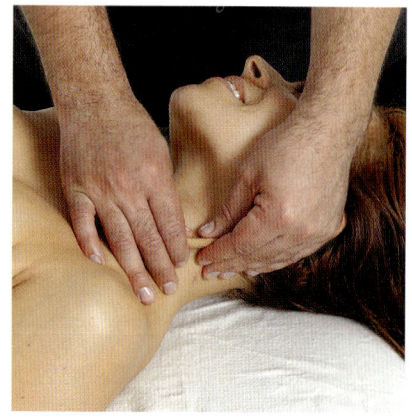

9章 斜頚

7 肩甲挙筋をつまみ、親指でほぐしていく(両側におこなう)。
8 皮膚をつまみながら広頚筋をマッサージする(両側でおこなう)。
9 胸鎖乳突筋(SCM)に薄くローションなどを塗る(胸鎖乳突筋が見つかりづらい場合は、患者に頭を少し持ち上げてもらうとよい)。
10 停止部から起始部へと、胸鎖乳突筋を親指でなぞるようにほぐす。
11 親指と人差し指で輪を作る形でつまんで(お金を意味するマネーサインの形)、ウィズ・ファイバー・フリクションをおこなう。
12 胸鎖乳突筋(SCM)の起始部と停止部にクロス・ファイバー・フリクションをおこなう(鎖骨頭部分では、必ず患者が息を吐いた後で鎖骨の下にフリクションをおこなう)。
13 反対側の胸鎖乳突筋(SCM)でも、手順8〜11をおこなう。
14 僧帽筋の活動性トリガーポイントをさがし、すべてリリースする。
15 僧帽筋上部をつまみ、上後鋸筋もほぐす。

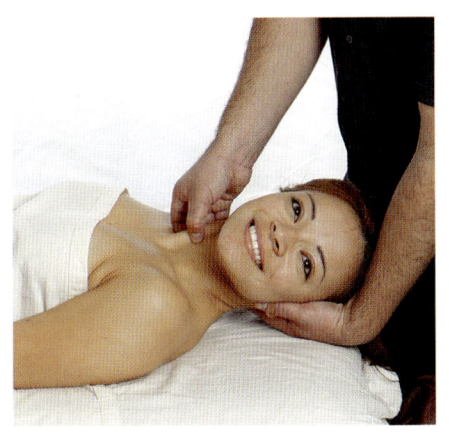

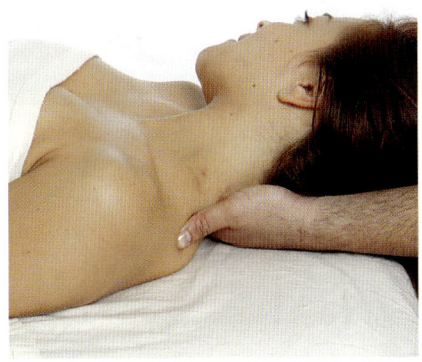

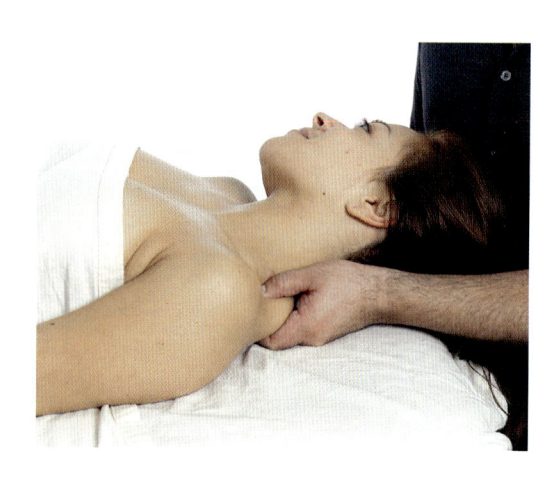

16 全体を軽くさする。

17 最後に、首のストレッチをおこなう(頭を横に、そして胸に近づけるように)。

注 固有受容性神経筋促通方法(PNFストレッチ)をおこなう場合は、必ずクライアントの了解をとってからにすること。

Chapter 10
WHIPLASH
むち打ち症

むち打ち症とは、首の軟組織の損傷で、首の筋違いやねんざとも表現される。むち打ち症の症状は、車の衝突事故など、急激な首の曲げ伸ばしの後に表れることが多く、椎間関節、椎間板、靱帯、首の筋肉や神経根などが損傷を受ける。事故直後は首の痛みがなくても、後から表れることがある。

その他の症状としては、首の凝り、頭痛、めまい、感覚異常（焼けるような感覚、無感覚など）、肩や腰の痛みが考えられる。ひどい場合には、記憶喪失や、集中力の低下、イライラ、睡眠障害、倦怠感、うつを引き起こすこともある。

この章で学ぶマッサージは以下のような適応症に効果がある。ただしいくつかの禁忌項目があるので、そのような場合にはマッサージをおこなってはならない。

適応症
- **亜急性のむち打ち症**
- **慢性むち打ち症**
- 首の凝り
- 可動域（ROM）の減少

禁忌
- 急性椎間板ヘルニア
- 浮腫
- 皮膚疾患
- 脱臼
- 強い鎮痛剤の服用

マッサージの手順

マッサージ手順：仰臥位

1 両手を首の下にまわし、後頭骨下縁に向かって後頸筋を軽くさする。
2 後頸筋を揉みほぐす。
3 片側ずつ、後頭骨下縁にクロス・ファイバー・フリクションをおこなう。
4 後頸筋にトリガーポイント・セラピーをおこなう。
5 頭板状筋と頸部を深く揉みほぐし、つづいて僧帽筋上部をほぐしていく。
6 前頸部をさする。

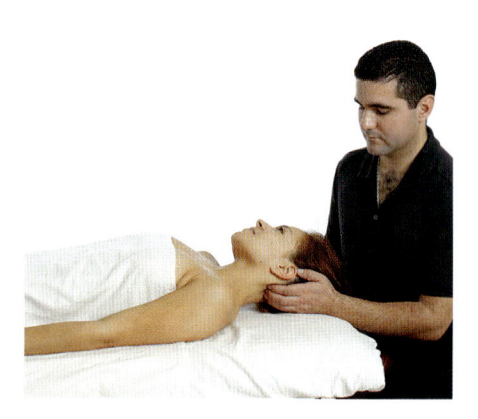

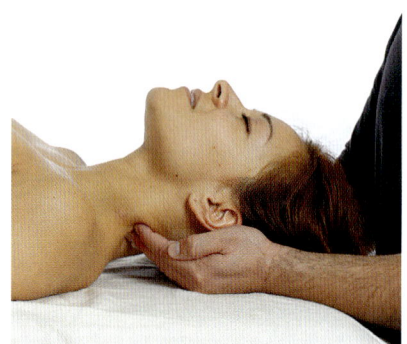

7 前頸部の側面にある斜角筋(胸鎖乳突筋(SCM)の後ろ)を親指でほぐし活動性トリガーポイントをさがす。⚠

8 マッサージをした側と反対方向に首をストレッチする。

9 前頸部を軽くさすり、後頭骨下縁に活動性トリガーポイントがないか調べ、リリースする。⚠

10 マッサージをしている側と反対方向に首を持ち上げてもらい、頭を支える。こうすることで胸鎖乳突筋(SCM)がつまみやすくなる。親指と人差し指で輪を作る形で筋肉をつまみ、乳様突起から鎖骨に向かってつまみながらマッサージする。

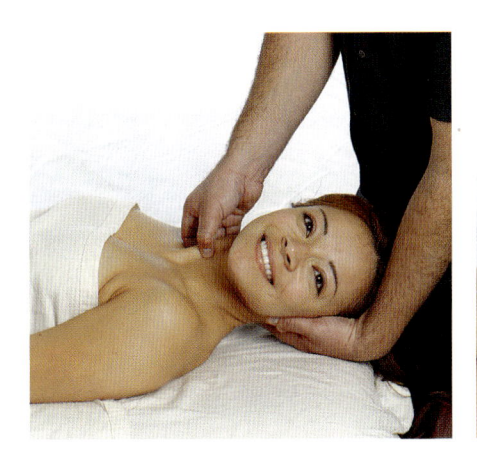

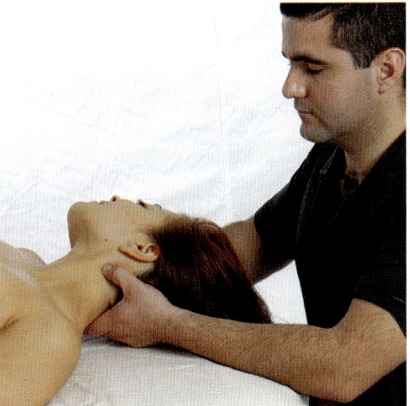

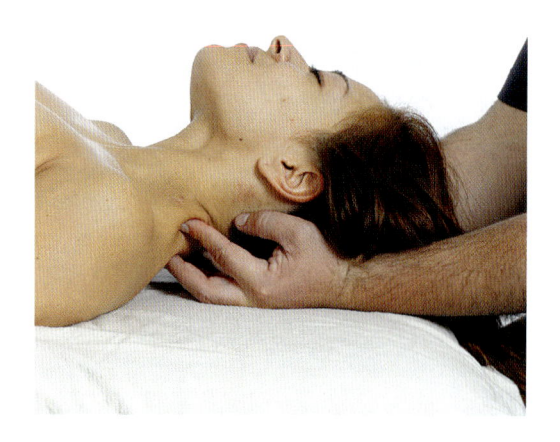

11 胸鎖乳突筋(SCM)にある活動性トリガーポイントをさがし、リリースする。⚠

12 前頸部の筋肉を、フェザーストローフする。

13 斜角筋がほぐれない場合は、気管を動かして前頸部の筋肉をマッサージする(6章の偏頭痛マッサージ参照)。

Chapter 11
FROZEN SHOULDER
五十肩

　五十肩とは、限られた可動域（ROM）の制限が原因で回旋筋腱板の筋肉や腱が損傷をうける症状で、主な原因は組織の退化と擦り切れである。回旋筋腱板は血液からの酸素や栄養素がほとんど供給されないため、加齢により退化しやすい。つまり、高齢者の肩は損傷しやすいといえる。血流がよくない部位であるため、完治まで時間がかかることが多い。主な症状は痛みとだるさ。必ずしも痛みがあるとは限らず、痛みがあると訴える人でも、わずかな痛みだと言う人が多い。五十肩は早期に治療した方がよいといえる。発症後42〜72時間の亜急性期にトリートメントできるかどうかが、完治の度合いと時期にかかってくる。

　この章で学ぶマッサージは以下のような適応症に効果がある。ただしいくつかの禁忌項目があるので、そのような場合にはマッサージをおこなってはならない。

適応症
- 肩とその周囲の痛み
- 可動域（ROM）の減少
- 瘢痕組織
- 肩の負傷
- じわじわと広がる痛み

禁忌
- 浮腫
- 末梢血管障害（PVD）
- 癌の既往歴
- 急性骨折

マッサージの手順

マッサージ手順：仰臥位

1　両大胸筋を軽くさする。
2　腕を動かしながら大胸筋に筋膜リリースをおこない、圧迫する。

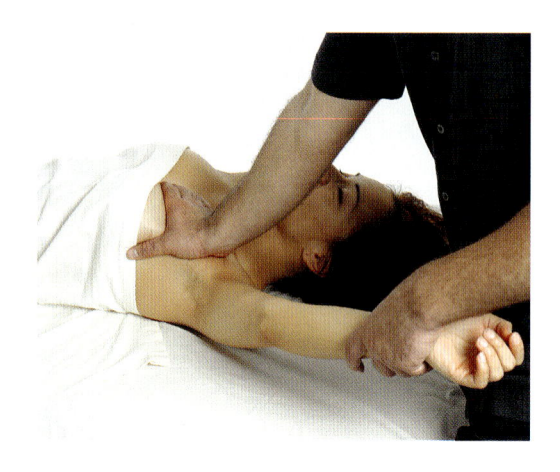

3 　大胸筋を親指と人差指でつまみ、中央から側面に向かってほぐす。

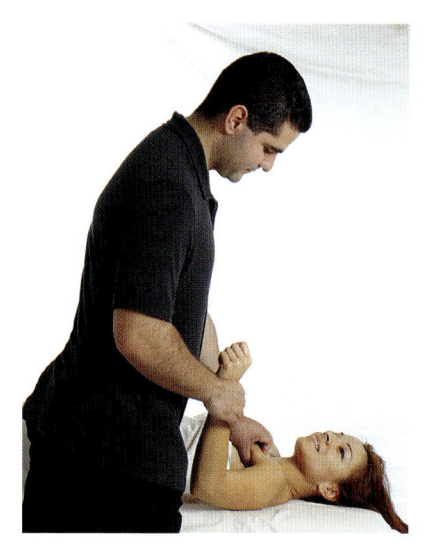

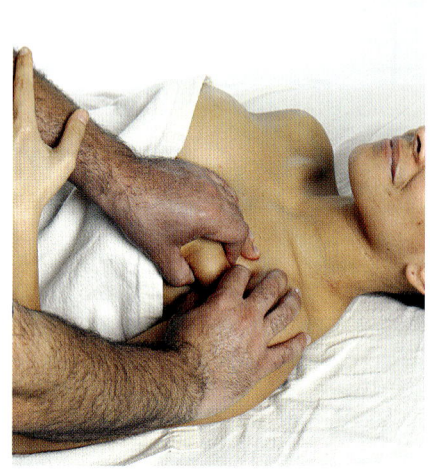

4 　大胸筋に活動性トリガーポイントがないか確認し、あればリリースする。
5 　小胸筋を上から下に向かって親指でなぞるようにほぐす。

6 肩関節に掌を当て、肘に向かってさする。肩鎖関節を圧迫しすぎないように注意しながら、三角筋に筋膜リリースをおこなう。

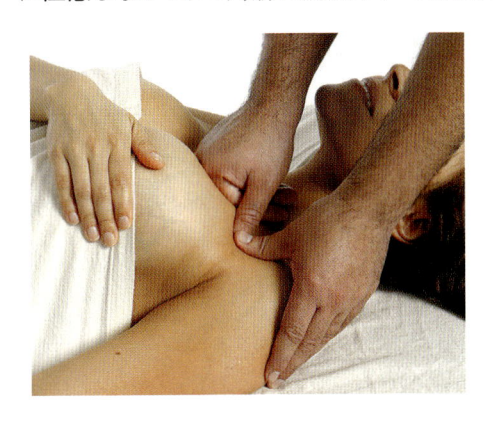

マッサージ手順：腹臥位

1 背中全体を軽くさする。
2 棘上筋、肩甲挙筋、棘下筋に、親指でウィズ・ファイバー・フリクションをおこなう。
3 肩甲挙筋、棘下筋に活動性トリガーポイントがないか確認し、あればリリースする。

⚠️
肩甲骨の下にある橈骨神経(とうこつしんけい)に注意すること。

マッサージ手順：横臥位

1 腋窩周辺全体を軽くさする。
2 クライアントの腕を外転させた状態で、小円筋に親指でウィズ・ファイバー・フリクションをおこなう。
3 小円筋に活動性トリガーポイントを発見した場合は、丁寧にリリースする。
4 腕をそのまま支えてもらった状態で、腋窩との境目にある前鋸筋を親指で広げるようにマッサージし、掌で筋膜リリースもおこなう。

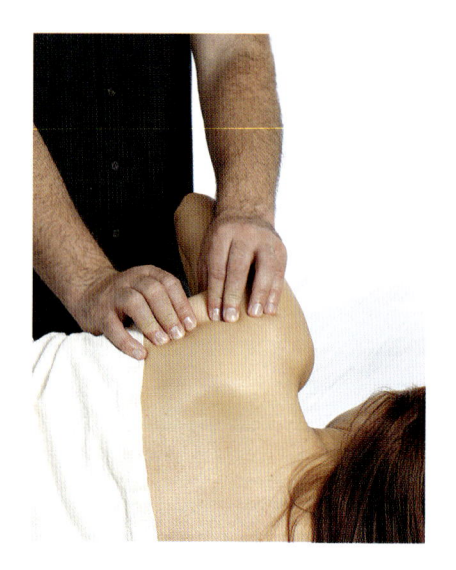

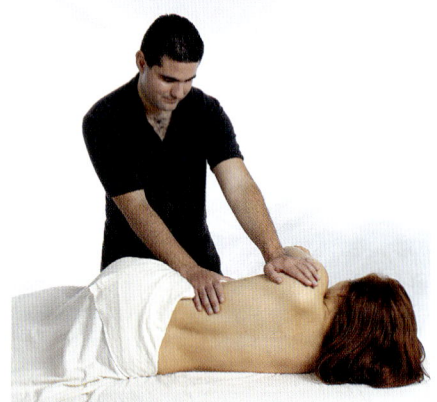

11章　五十肩

5　肩を前方に引っ張り、腋窩の下にある肩甲下筋に親指でフリクション・マッサージをおこなう。このとき、痛みの許容範囲を超えないよう注意すること（1～10の段階で、8以上の強さでおこなってはならない）。

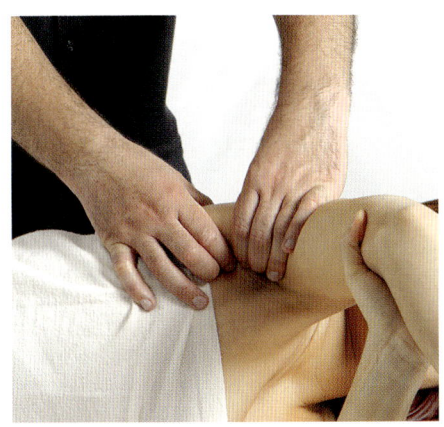

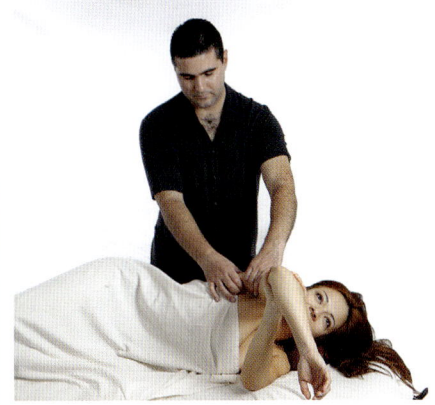

6　全体を軽くさする。
7　最後に回旋筋腱板のストレッチをおこなう。

Chapter 12
ROTATOR CUFF TEAR
回旋筋腱板断裂

　回旋筋腱板断裂とは、上腕骨頭に付着する4つの筋肉、棘上筋、棘下筋、小円筋、肩甲下筋の腱のいずれかが損傷することである。回旋筋腱板は、腕を上げたり回したりする際に上腕骨上端の半円部分が関節内で安定して動くための重要な役割を果たしている。回旋筋腱板断裂の症状は急に表れる場合と、徐々に表れる場合がある。急性の場合は、バーベルなどのリフティング時の怪我や、落下や転倒で打ちつけたことが原因になりやすい。または、腱を酷使するうちに徐々に症状が表れることもあれば、加齢により発症することもある。回旋筋腱板断裂がおこると、肩の前面から腕の内側にかけて痛みが広がる場合がある。その他の症状としては、凝り、動きにくさ、可動域（ROM）の減少などがある。

治療には次のような方法がある。
- ディープティシュー・マッサージ。
- 腕を上げる動作を制限し、休息をとる。
- 動きを制限するために三角巾で腕をつる。
- 抗炎症薬の服用。
- ステロイド注射。
- 筋力トレーニングや理学療法。

　この章で学ぶマッサージは以下のような適応症に効果がある。ただしいくつかの禁忌項目があるので、そのような場合にはマッサージをおこなってはならない。

適応症
- 肩こり
- 可動域（ROM）の減少
- じわじわと広がる痛み
- 腕の外転が困難
- 虚脱感

禁忌
- 末梢血管障害（PVD）
- 第3度の損傷
- 浮腫
- 拍動する感覚
- 心臓疾患の既往歴

マッサージの手順

マッサージ手順：座位（椅子）

1. 回旋筋腱板とそれぞれの筋に対して、筋力テストをおこなう（内側、外側、上方向などに動かす）。

マッサージ手順：仰臥位

1. 肩の筋肉群を軽くさすり、血行を良くする。
2. 大胸筋を軽く圧迫するようにさすり、次に親指と人差指でつまんで起始部から停止部に向かってマッサージする。

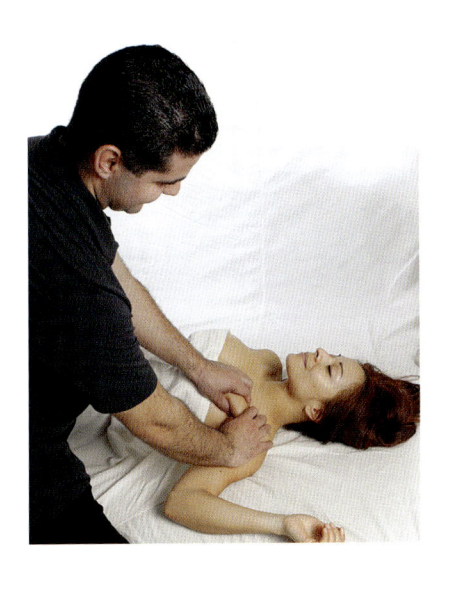

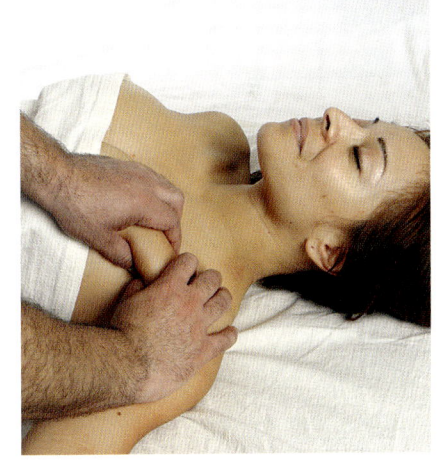

3 大胸筋と肩甲下筋の停止部（二頭筋溝）にトランスバース・フリクションをおこなう。

4 大胸筋の周囲が充血してくるまで、4〜6回腕をポンプのように動かして圧迫する。

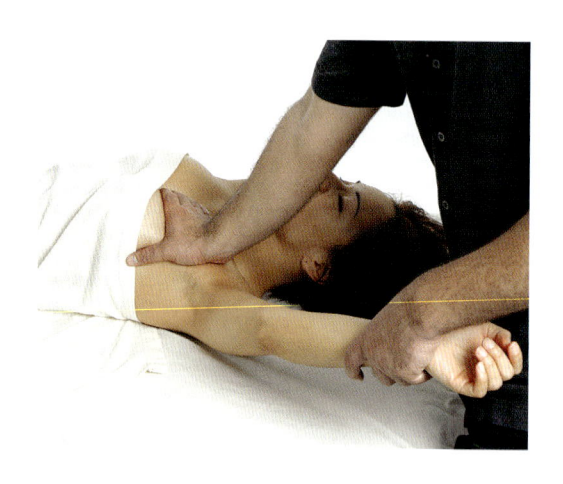

マッサージ手順：腹臥位

1 棘上筋を内側から外側に向かって親指でほぐす。

2 肩鎖関節の後ろから内側にある棘上筋と棘下筋の深部にフリクション・マッサージ（ウィズ・ファイバーおよびクロス・ファイバー）をおこなう。

3 棘下筋、大円筋、小円筋、広背筋をさする。

4 棘下筋と小円筋にウィズ・ファイバー・フリクションをおこなう。

5 活動性トリガーポイントをさがし、見つけたら解除する。

6 棘上筋、棘下筋、小円筋、肩甲下筋の腱にクロス・ファイバー・フリクションをおこなう。

マッサージ手順：横臥位

1 腋窩周辺全体を軽くさする。
2 クライアントの腕を外転させた状態で、小円筋に親指でウィズ・ファイバー・フリクションをおこなう。
3 小円筋に活動性トリガーポイントを発見した場合は、丁寧に解除する。
4 腕をそのまま支えてもらった状態で、腋窩との境目にある前鋸筋を親指で広げるようにマッサージし、掌で筋膜リリースもおこなう。
5 肩を前方に引っ張り、腋窩の下にある肩甲下筋に親指でフリクション・マッサージをおこなう。このとき、痛みの許容範囲を超えないよう注意すること(1〜10の段階で、8以上の強さでおこなってはならない)。

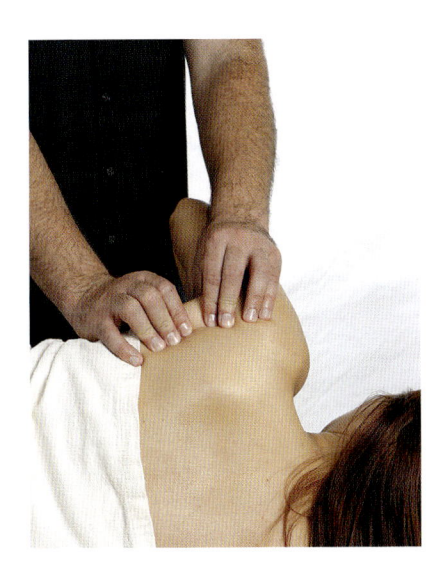

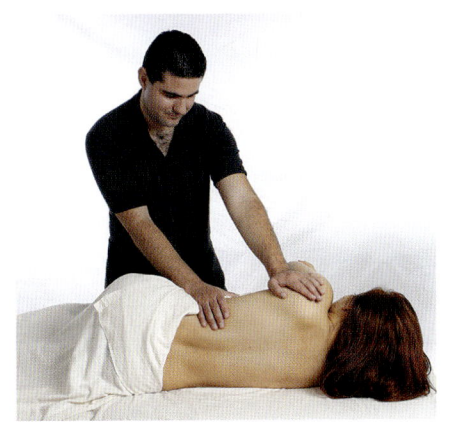

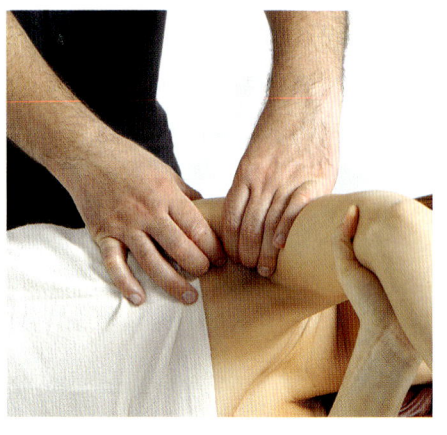

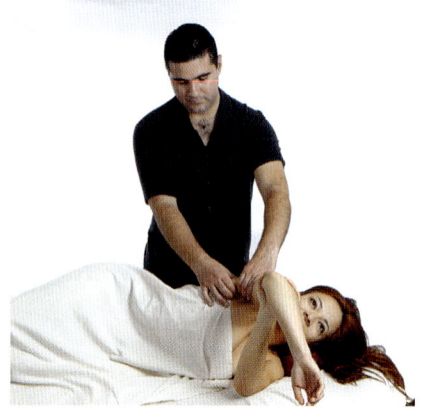

6　全体を軽くさする。

7　最後に回旋筋腱板のストレッチをおこなう。

Chapter 13
LATERAL EPICONDYLITIS (TENNIS ELBOW)

テニス肘（上腕骨外側上顆炎）

　テニス肘（上腕骨外側上顆炎）とは、上腕骨外側上顆の腱が炎症を起こす疾患で、テニスをする人に多く見られる。これは、無理なバックハンドのフォームや、グリップが小さすぎることが原因である。グリップが小さいということは、その分肘に負担がかかるということであり、その結果、炎症を起こしてしまう。テニス肘を発症する人のほとんどは40代から50代だが、年齢や運動経験の有無にかかわらず発症することもある。症状は、橈骨神経の絞扼障害と非常によく似ている。一般的な治療法は、超音波やレーザー治療、マッサージ・セラピー、リハビリ療法、抗炎症薬の投与、ステロイド注射、または手術（痛みが1年以上つづく場合）である。

上腕骨外側上顆炎の特徴は次のようなものである。
- 腕を伸ばし手首を後方に曲げたとき、肘の外側に痛みが生じる（抵抗をくわえたときは特に）。
- 抵抗をくわえた状態で指を伸ばそうとすると、肘の外側に痛みが生じる。
- 上腕骨外側上顆を軽く押すと痛む。
- 手首に力が入りにくい。

この章で学ぶマッサージは以下のような適応症に効果がある。ただしいくつかの禁忌項目があるので、そのような場合にはマッサージをおこなってはならない。

適応症
- 上腕骨外側上顆炎の診断
- 可動域（ROM）の減少
- "うっとうしい"肘の痛み
- 前腕までじわじわと広がる痛み
- 筋肉の衰弱

禁忌
- 重度の浮腫
- 開いた傷口
- 末梢血管障害（PVD）
- 脳卒中の既往歴
- 心臓疾患の既往歴（左腕が痛む場合は特に注意）

マッサージの手順

マッサージ手順：仰臥位

注 患部を麻痺させるために**クライオ・セラピー（氷を用いたマッサージ）**をおこなってもよい。

1. 掌を下向きにし、前腕全体を軽くさする。
2. 掌を使って前腕全体を深部までほぐし、つづいて筋肉を広げるようにほぐす。
3. 内側から側面に向かって皮膚をつまんで転がす。

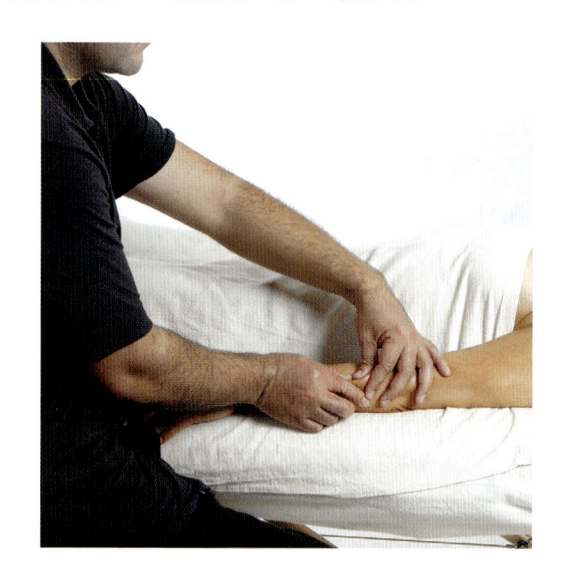

4 腕の伸筋を、停止部から起始部にかけて親指で深部までほぐす（ウィズ・ファイバー・フリクション）。前部と後部、すべての伸筋をほぐすこと。

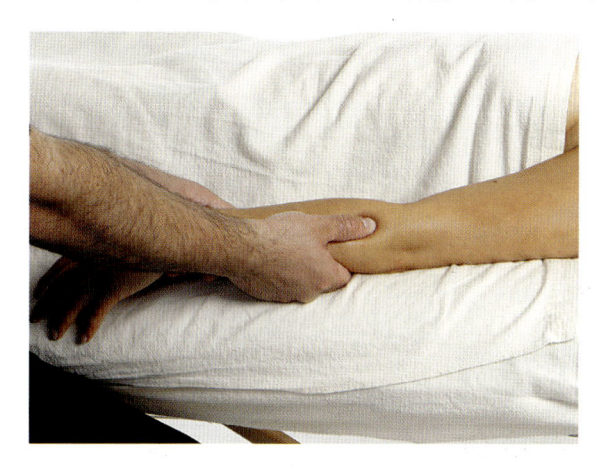

5 腕の伸筋にある活動性トリガーポイントをすべてリリースする（上腕骨外側上顆の付近にあるものは特に丁寧に）。

6 起始部（上腕骨外側上顆）にサーキュラー・フリクションをおこなう。このとき、神経を圧迫しないように注意すること。患部がひどい炎症を起こしている場合は、氷を使って施行する。

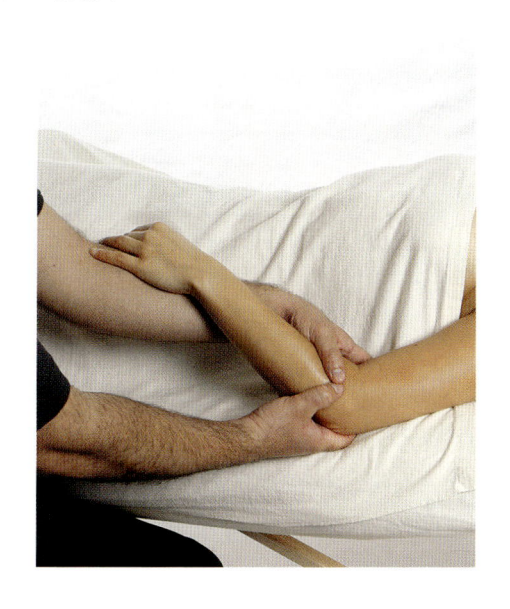

7 片手で上腕二頭筋を揉む。
8 クライアントの肘を曲げたり伸ばしたりしながら、掌で上腕二頭筋を圧迫し、上方向に押し広げる。

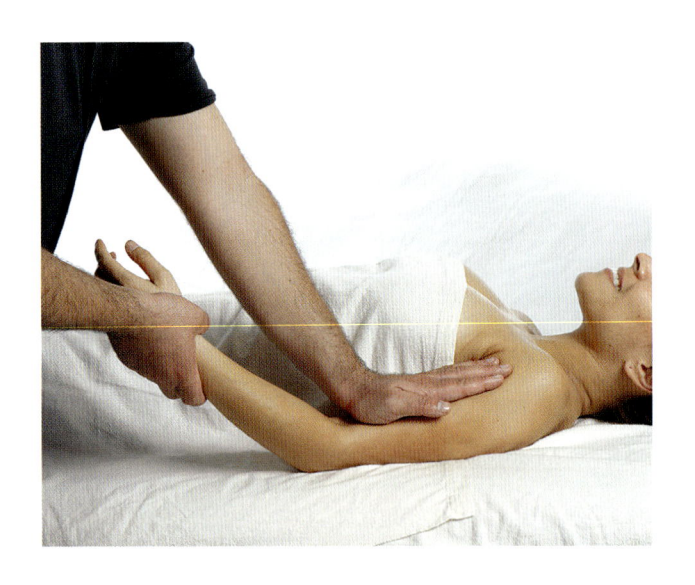

13章　テニス肘（上腕骨外側上顆炎）

9　片手で上腕三頭筋を揉む。
10　クライアントの手首を持ち、前腕を回内しながら、親指で伸筋にクロス・ファイバー・フリクションをおこなう。伸筋全体を同じようにマッサージする。

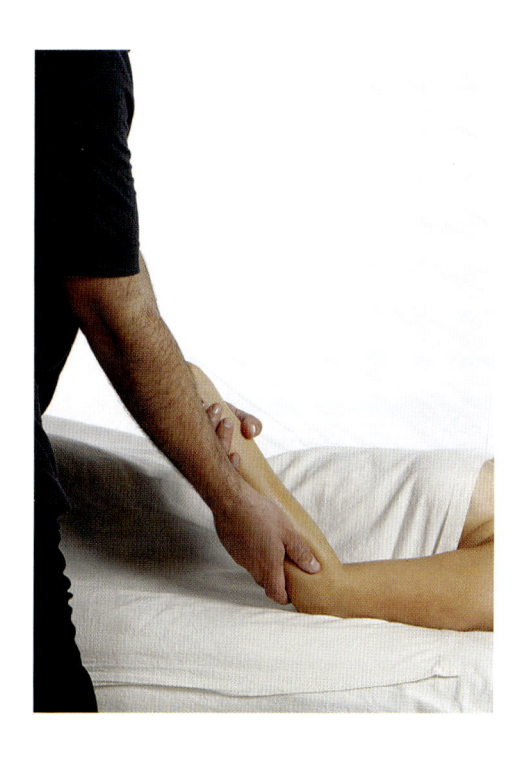

11 掌を親指でマッサージし、ウィズ・ファイバー・フリクションとトリガーポイント・セラピーをおこなう。

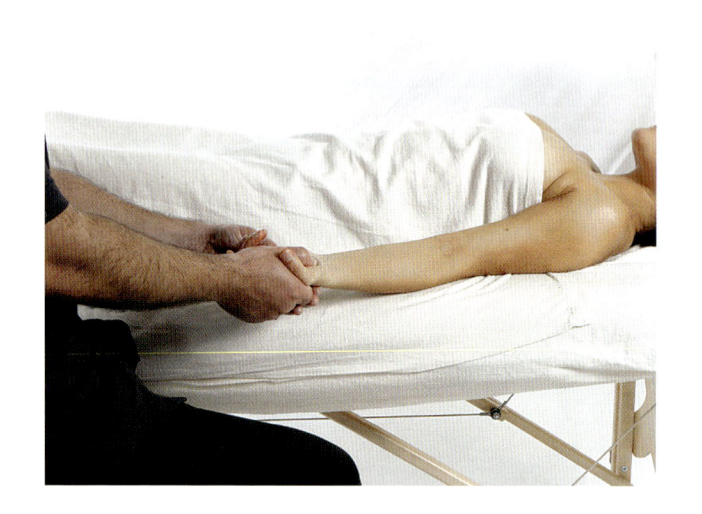

Chapter 14
MEDIAL EPICONDYLITIS (GOLFER'S ELBOW)

ゴルフ肘（上腕骨内側上顆炎）

　ゴルフ肘(上腕骨内側上顆炎)とは、上腕骨内側上顆の腱が炎症を起こす疾患である。手首と指を強く何度も曲げる動作から、患部の筋肉と腱に小さな裂傷が生じる。主な原因となるのは、ゴルフや、繰り返し手首を曲げたり、掴んだりする動作（過度の使用）である。症状としては上腕骨内側上顆の痛みがある。手首を曲げると特に痛む。一般的な治療法は、抗炎症薬の投与、マッサージ・セラピー、注射、そして手術である。患部を72時間以上休息させることで、症状の進行を抑え、ある程度の治癒を期待することもできる。上腕骨内側上顆炎の発症をさけるためには、仕事や運動時に頻繁に休憩をとるようにして筋肉の状態を改善し、正しいストレッチをおこなうことが大切で、重い物を押したり引いたり、掴んだりする動作は制限した方がよい。

　この章で学ぶマッサージは以下のような適応症に効果がある。ただしいくつかの禁忌項目があるので、そのような場合にはマッサージをおこなってはならない。

適応症
- 上腕骨内側上顆炎の診断
- 可動域（ROM）の減少
- "うっとうしい"肘の痛み
- 前腕までじわじわと広がる痛み
- 筋肉の衰弱

禁忌
- 重度の浮腫
- 開いた傷口
- 末梢血管障害（PVD）
- 脳卒中の既往歴
- 心臓疾患の既往歴（左腕が痛む場合は特に注意）

マッサージの手順

マッサージ手順：仰臥位

注 患部を麻痺させるために**クライオ・セラピー（氷を用いたマッサージ）**をおこなってもよい。

1　クライアントの掌を上向きにした状態で、前腕全体を軽くさする。
2　前腕全体を掌で深部までほぐし、その後、腕の屈筋を中心にもみほぐす。
3　内側から側面に向かって皮膚をつまんで転がす。

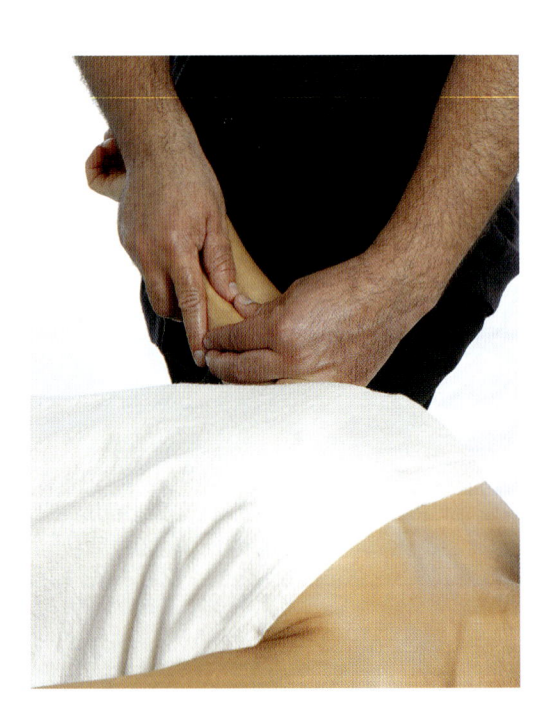

4 腕の屈筋を、停止部から起始部にかけて親指で深部までほぐす（ウィズ・ファイバー・フリクション）。すべての屈筋をほぐすこと。

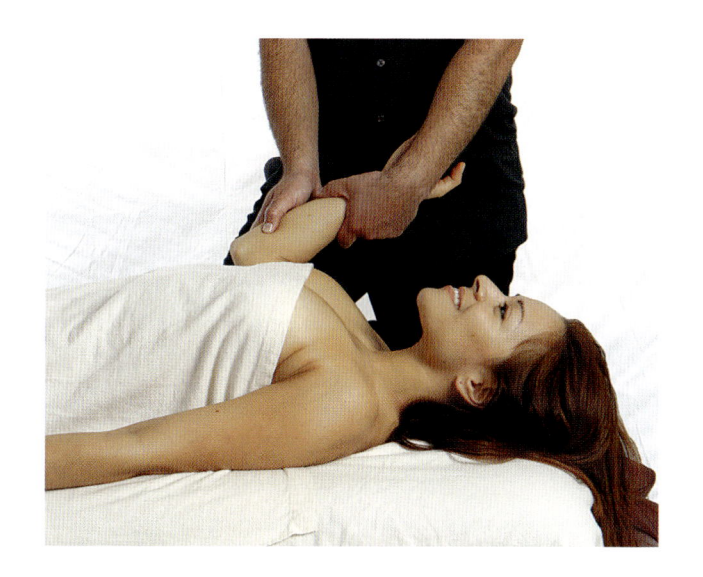

5 腕の屈筋にある活動性トリガーポイントをすべてリリースする（上腕骨内側上顆の付近にあるものは特に丁寧に）。

6 神経を圧迫しないように注意しながら、屈節部起始部（上肢骨内側上顆）付近にサーキュラー・フリクションを行う。患部が炎症を起こしている場合は氷を用いて施行する。

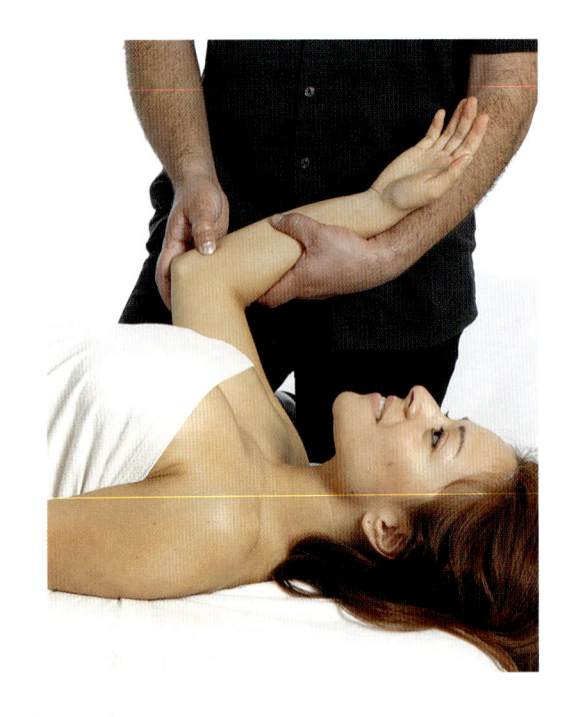

7　上腕二頭筋を片手で揉む。

8　クライアントの肘を曲げたり伸ばしたりしながら、掌で上腕二頭筋を圧迫し、上方向に押し広げる。

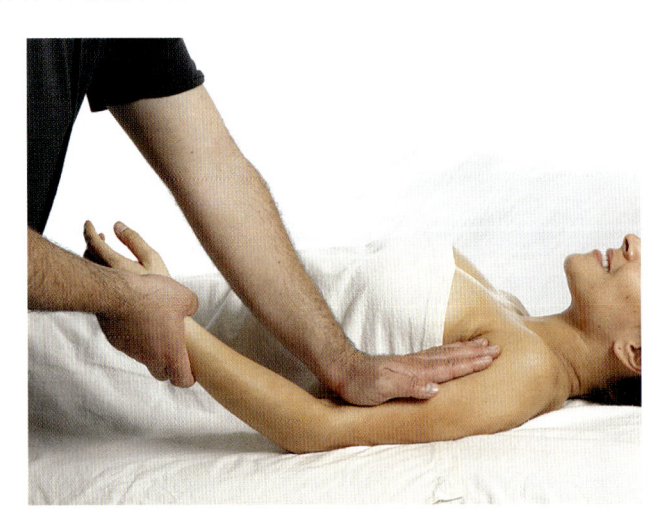

9 上腕三頭筋を片手で揉む。

10 クライアントの手首を持ち、前腕を外側に回しながら、親指で屈筋にクロス・ファイバー・フリクションをおこなう。屈筋全体を同じようにマッサージする。

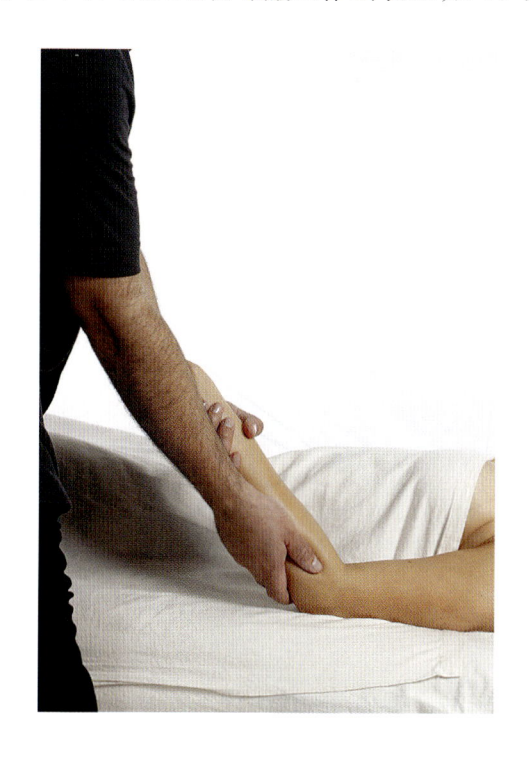

11 掌を親指でマッサージし、ウィズ・ファイバー・フリクションとトリガーポイント・セラピーをおこなう。

注 このとき、**T字バー**を使ってもよい。

12 最後にストレッチを行い、可動域（ROM）を確認する。

Chapter 15
CARPAL TUNNEL SYNDROME
手根管症候群
しゅこんかん

　手根管症候群（CTS）とは、手首の正中神経が圧迫されることで、指先に焼けるような感覚、しびれ、無感覚などの症状があらわれる疾患である。特に親指、人差指、中指に症状が出やすく、握る動作が困難となるため、物を落としてしまうことも多い。

　正中神経は、手関節にある手根管を通っており、3面を骨で囲まれ、もう1面に線維鞘（屈筋支帯）がある。手根管には、正中神経だけではなく多くの腱が通っている。これらが過度の使用（タイピングなどの動作の繰り返し）などにより腫れることで、正中神経が圧迫されることがある。上腕骨外側上顆炎、上腕骨内側上顆炎、胸郭出口症候群、五十肩などの神経筋障害が圧迫の原因となることもある。また、**人間工学**（人間の身体的特性に適合した物、正しい姿勢を促す物などを設計する学問）的な問題が発症に大きく関わる場合もある。

手根管症候群の仕組み

　手根管症候群は、正中神経が継続的に圧迫されることで引き起こされる。正中神経は、手首の手根骨と手根靭帯の間にある手根管というせまいトンネルのようなスペースを通っている神経である。圧迫されると、手首を通る神経インパルスが制限されてしまう。また、圧迫されつづけることで、神経組織が損傷を受けることもある。

　手根管症候群のトリートメント法は手術しかないと信じる人もいる。手術は、正中神経への圧迫を取り除くために屈筋支帯を切除するというものである。しかし、手術は必ずしも成功するとは限らない。別のトリートメント法としては、コルチゾンなどのステロイド剤を患部に注射するという方法があるが、神経の圧迫を取り除くのにもっとも有効な手段はマッサージである。

　この疾患が発生しやすい職業は、マッサージ・セラピスト、IT技術者、秘書、工場労働者、整備士など、繰り返し同じ手の動作をおこなう職種である。手根管症候群は、指や手首の腱炎といった症状とも関わっている場合も多い。例えば、ド・ケルバン甲状腺炎になると、手首の親指の付け根周辺が痛むようになる。

　この章で学ぶマッサージは以下のような適応症に効果がある。ただしいくつかの禁忌項目があるので、そのような場合にはマッサージをおこなってはならない。

適応症
- 慢性的な痛み
- 過度の使用
- 人間工学的な問題
- 職業に由来する症状
- スポーツに由来する症状
- 動作の繰り返しによる負傷

禁忌
- 関節炎
- 骨折
- 変形性関節症
- 目に見える皮膚疾患
- 損傷
- 浮腫
- その他一般的なマッサージの禁忌事項

マッサージの手順

マッサージ手順：仰臥位

注 患部を麻痺させるために**クライオ・セラピー（氷を用いたマッサージ）**をおこなってもよい。

1. クライアントの掌を上に向け、前腕全体を軽くさする。
2. 前腕全体を掌で深部までほぐす。
3. 内側から側面に向かって皮膚をつまんで転がす。

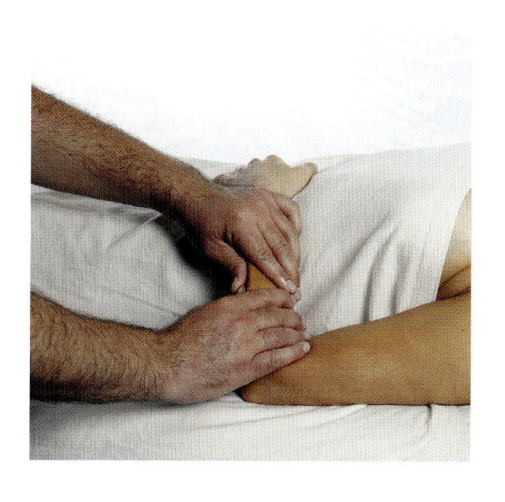

4 腕の伸筋と屈筋を、付着点から停止部にかけて親指で深部までほぐす（ウィズ・ファイバー・フリクション）。

5 伸筋と屈筋の活動性トリガーポイントをすべてリリースする（内側上顆、外側上顆に近くにあるものは特に念入りに）。⚠

6 起始部（上腕骨内側上顆および外側上顆）にサーキュラー・フリクションをおこなう。このとき、神経を圧迫しないように注意すること。患部がひどい炎症を起こしている場合は、氷を使ってマッサージするとよい。

7 上腕骨内側上顆の腱をサムストリーピング（ウィズ・ファイバー・フリクション）でマッサージしてほぐす。

8 クライアントの腕を90度に曲げて、自分の腕をクライアントの上腕二頭筋に乗せ、指先を組んで手首をけん引する。このとき、もう片方の手を添えて引っ張ってもよいが、手首を脱臼させることがないように注意すること。

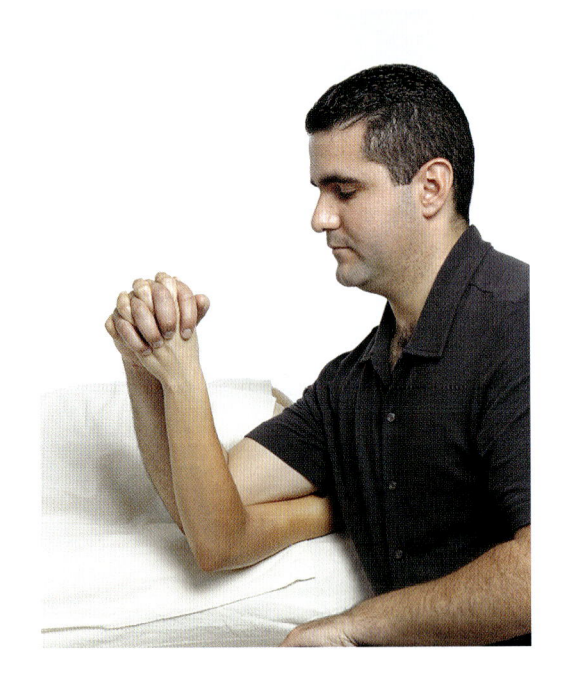

9　中手骨にクロス・ファイバー・フリクションをおこなう。第4と第5中手骨の間など、せまい部分には指先を使う。

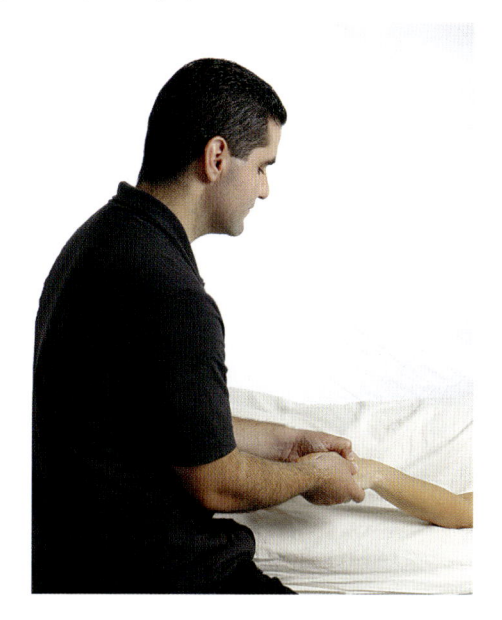

10　親指を使って掌をマッサージし（ウィズ・ファイバー・フリクション）、トリガーポイント・セラピーをおこなう。このとき、母指周辺の筋肉へもしっかりマッサージが行き届くよう注意すること。

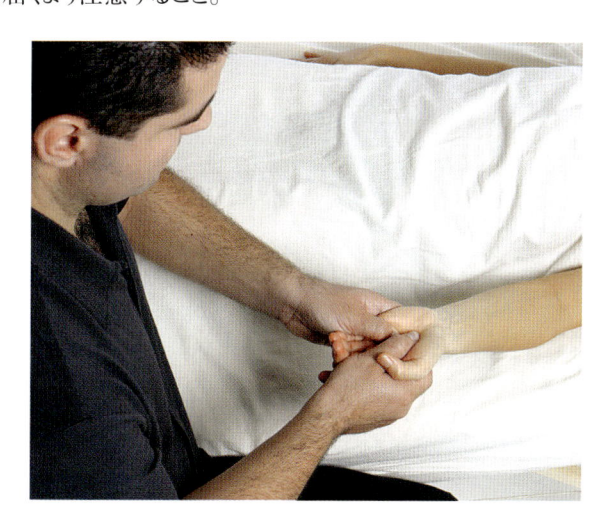

11 上腕二頭筋を片手で揉む。
12 クライアントの肘を曲げたり伸ばしたりしながら、掌で上腕二頭筋を圧迫し、上方向に押し広げる。
13 上腕三頭筋を片手で揉む。
14 大胸筋をマッサージする。軽くさすり、筋膜リリースをおこない、最後に圧迫する。
15 大胸筋を親指と人差指でつまみ、ほぐす。

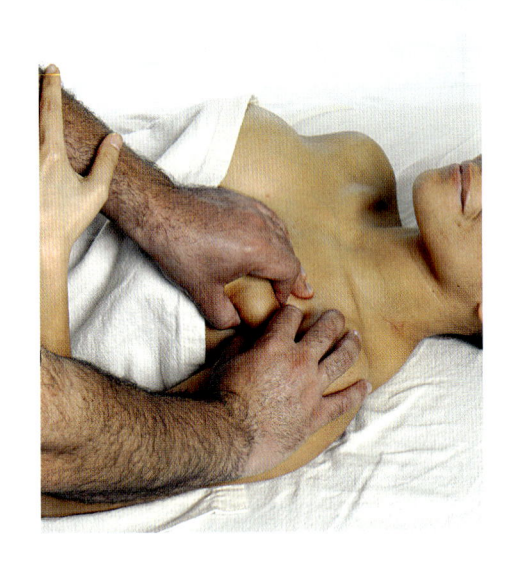

16 腕全体に仕上げのマッサージをおこなう。
17 最後にマッサージした筋肉へのストレッチと可動域（ROM）の確認もおこなう。

Chapter 16
KYPHOSIS
脊柱後彎症
こうわん

　脊柱後彎症とは、胸椎が前から見てくぼんでいるように彎曲している状態である。通常、大きく"背中が曲がった"ように見える症状を脊柱後彎症と呼ぶ。レントゲン写真をとることで、彎曲の度合いを測ることができる。50度以上のカーブは異常だとされる。脊柱後彎症には、次のような種類がある。

悪姿勢が原因の脊柱後彎症
"猫背"といわれるもっとも一般的な脊柱後彎症。胸椎の自然なカーブが大きくなりすぎてしまう状態で、思春期のころに発見されることが多い。男子よりも女子が発症しやすい。

ショイエルマン病
デンマークの放射線学者ショイエルマンが最初に報告したことから、この名前がついた。姿勢が原因の脊柱後彎症よりも重度の障害で、通常は胸椎上部に生じるが、下部の場合もある。悪姿勢のまま活動をつづけたり、長時間立ったままや座ったままでいると、症状悪化の原因となる。

先天的な脊柱後彎症
子宮内にいる胎児の脊柱が正しく成長せず、骨の奇形や脊椎の融合が起きることがある。乳児として成長するにつれ脊柱後彎症として症状が進行すれば、幼いうちに手術が必要な場合がある。

　この章で学ぶマッサージは以下のような適応症に効果がある。ただしいくつかの禁忌項目があるので、そのような場合にはマッサージをおこなってはならない。

適応症
- 悪姿勢が原因の脊柱後彎症
- ショイエルマン病
- 女性の場合：大きな胸が原因のカーブの悪化
- 悪い姿勢
- うつ
- なで肩

禁忌
- 動脈瘤
- 心臓疾患
- 癌の既往歴

マッサージの手順

マッサージ手順：腹臥位

1. 背中全体を軽くさすり、血行をうながす。
2. 掌を使って脊柱起立筋周辺をC7（第7頚椎）からT12（第12胸椎）に向かってほぐす。

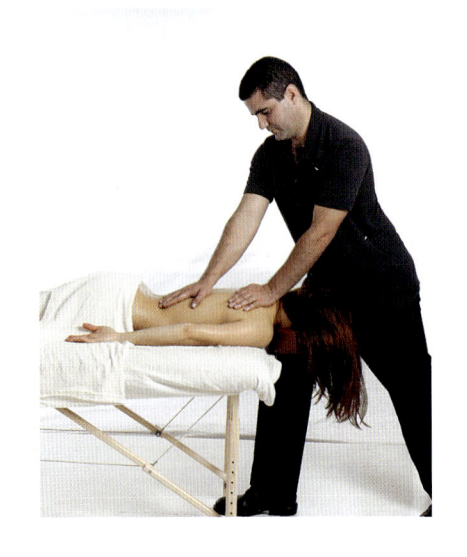

3 T12(第12胸椎)に向かって背中を、指で皮膚をつまんでころがすようにマッサージする。
4 後頸筋と肩の筋肉(上部僧帽筋、頸板状筋、頭板状筋、肩甲挙筋)を揉む。
5 親指を使って内側から外側へ向かってウィズ・ファイバー・フリクションをおこなう。後頭骨下縁からはじめ、肩甲骨上角までをほぐしていく。
6 周囲の活動性トリガーポイントをさがし、リリースする。結節が見つかった場合、対処する。

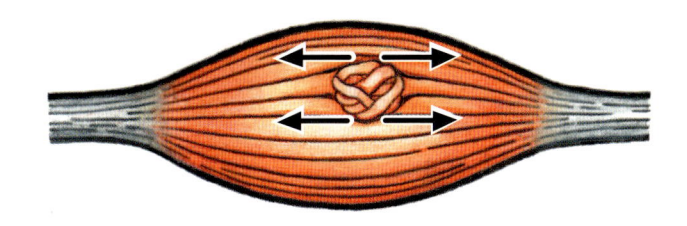

7 僧帽筋下部と僧帽筋中部の起始部(脊柱横の溝は圧迫しすぎないよう注意すること)と停止部にディープ・トランスバース・フリクションとウィズ・ファイバー・フリクションをおこなう。

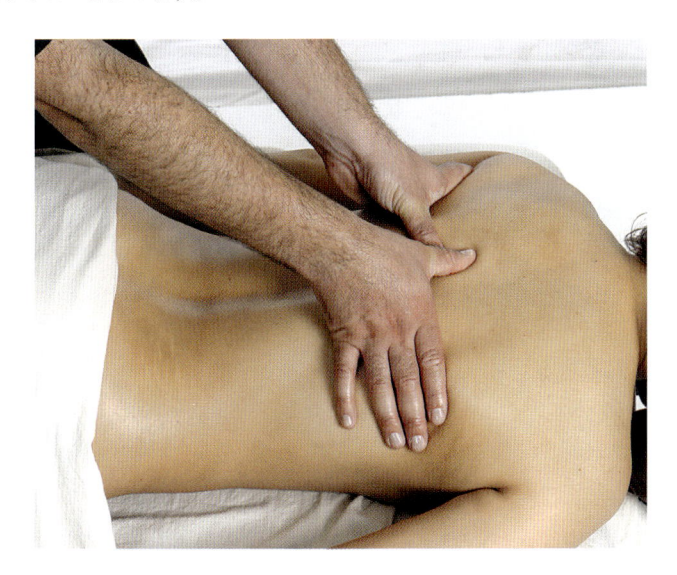

8 　一定圧を使って、僧帽筋下部と僧帽筋中部にある活動性トリガーポイントをすべてリリースする。

9 　C7から（第7頚椎）T12（第12胸椎）にかけて、脊柱の溝をサムストリッピングでなぞるようにマッサージしてほぐす。

10 　菱形筋を親指でほぐし、クロス・ファイバー・フリクションをおこなう。活動性トリガーポイントを発見したら指先の一定圧でリリースする。

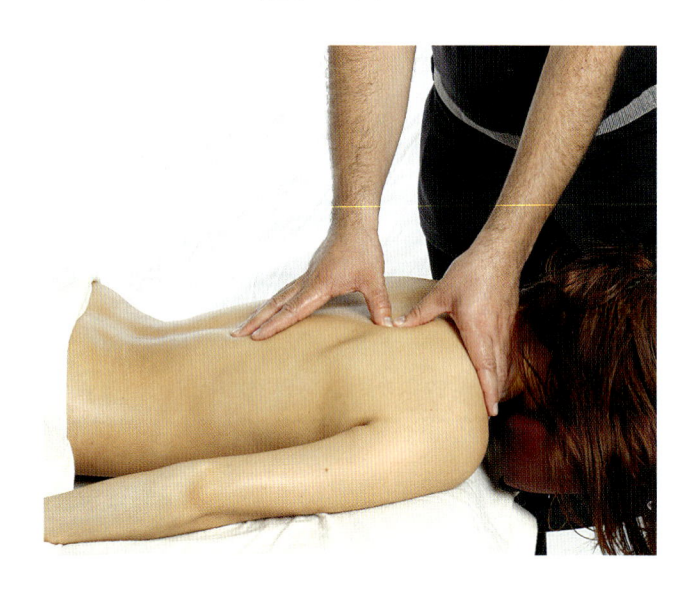

マッサージ手順：仰臥位

1 クライアントの頭を手に乗せ、指先を使って後頭部にクロス・ファイバー・フリクションをおこなう。

2 後頭骨下縁の活動性トリガーポイントをさがし、リリースする。⚠

3 頭部を手に乗せた状態で、もう片方の手で脊柱の溝に沿って後頸筋をサムストリッピングでなぞるようにほぐす。⚠

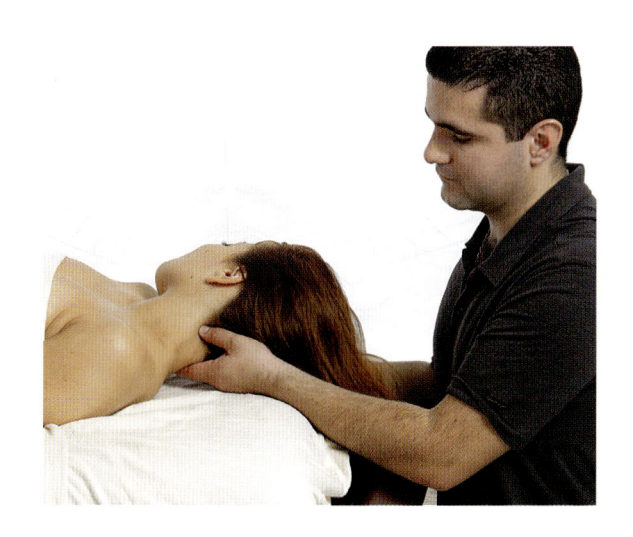

4 僧帽筋上部を親指と人差指でつまんでほぐす。

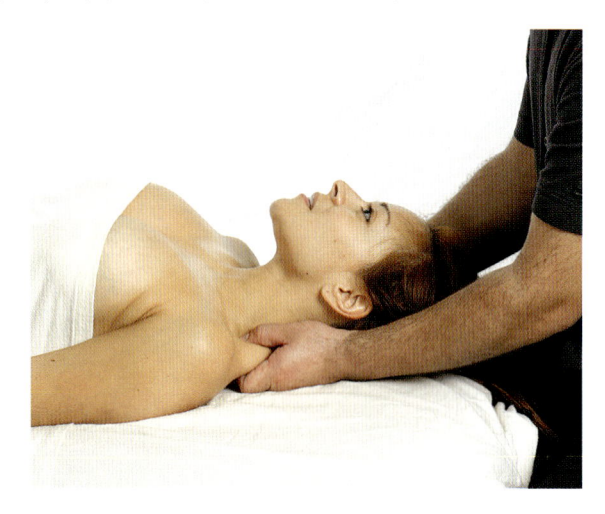

5 肩甲挙筋付近の活動性トリガーポイントをさがしてリリースする(首と肩の付け根を重点的にさがす。

6 大胸筋を軽くさすり、筋膜リリースをおこなう。女性患者の場合、必要な場合は胸を下方に押さえてもらってもよい。

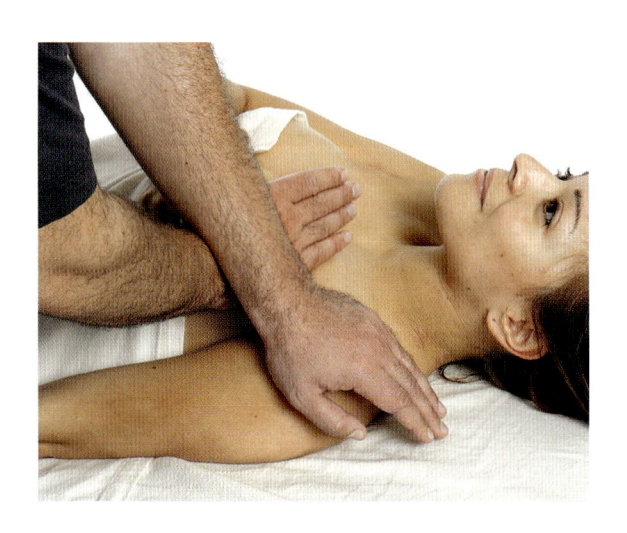

7　小胸筋をつまむようにマッサージし、痛みがおさまるまでつづける（停止部に向かっておこなう）。

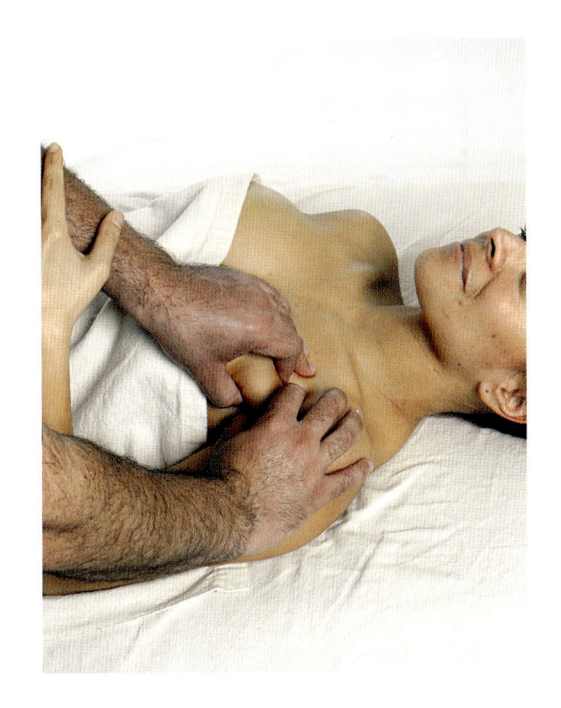

8　小胸筋の起始部の下（烏口突起）にトリガーポイント・セラピー、つづいてクロス・ファイバー・フリクションをおこなう。

第2部 疾患別トリートメント方法

9 小胸筋にウィズ・ファイバー・フリクションをおこなう。

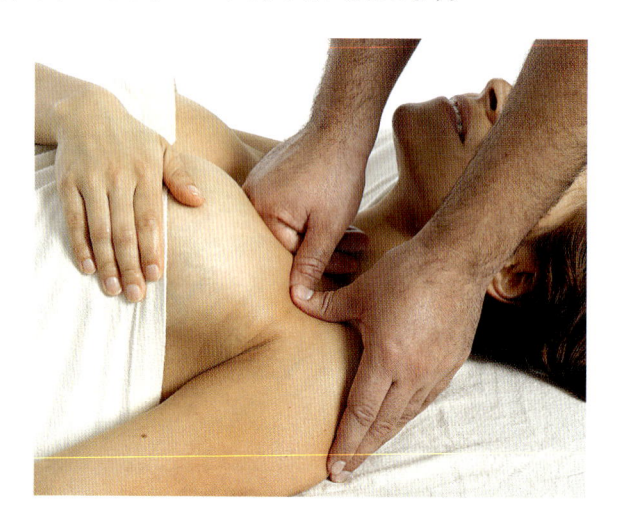

10 全体を軽くさする。
11 胸筋のストレッチをおこなう。

Chapter 17
SCOLIOSIS
脊柱側彎症

　脊柱側彎症とは脊柱が側面にカーブし、同時に回転も生じているという、複雑な変形である。進行性の場合は、患部の脊椎と棘突起がカーブしている方向に回転していく。カーブしている側の肋骨は距離が近くなり、反対側はもっと離れている。一般的な脊柱側彎症の種類には、**機能性側彎症**、**一時的な構築性側彎症**、**構築性側彎症**(8割はこれに当てはまる)がある。

　この章で学ぶマッサージは以下のような適応症に効果がある。ただしいくつかの禁忌項目があるので、そのような場合にはマッサージをおこなってはならない。

適応症
- **腰痛**
- 横にカーブした脊柱
- じわじわと広がる痛み
- 頭痛
- 偏頭痛
- 体のゆがみ

禁忌
- 重度の椎間板ヘルニア
- 神経の損傷
- 心臓疾患
- 脳卒中の既往歴
- 関節リウマチ
- 骨粗しょう症

マッサージの手順
立位でのアセスメント手順
1　立姿勢の分析。ASIS(上前腸骨棘)の高さを比較する。

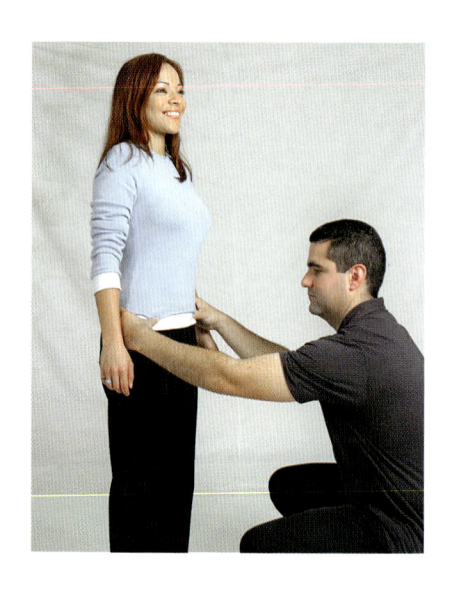

2 PSIS(上後腸骨棘)とASIS(上前腸骨棘)の間の角度を比較する。

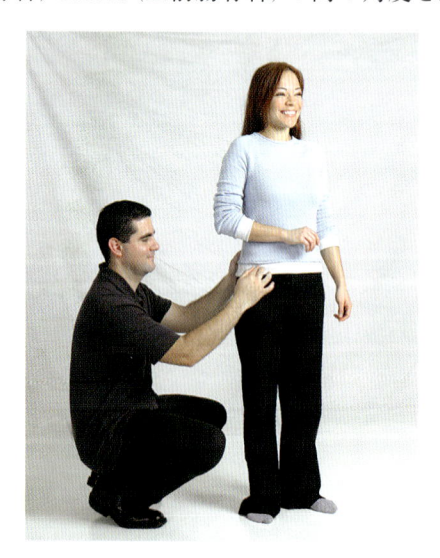

17章 脊柱側彎症

3 乳様突起の高さを比較する。

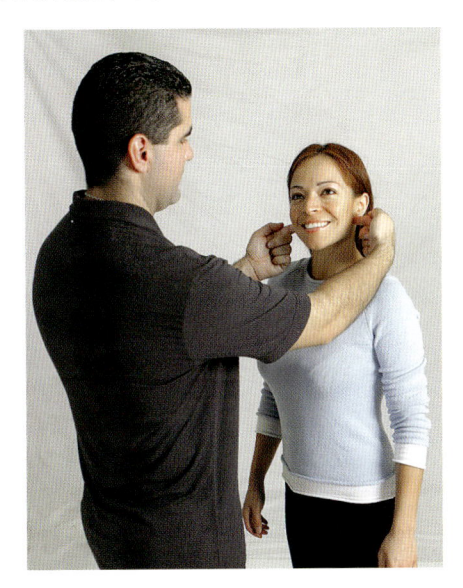

4 左右の肩の高さ、頭、位傾斜を比較する。

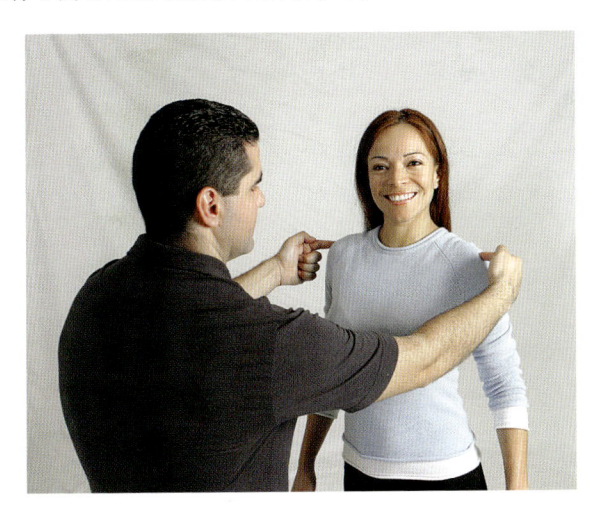

5 膝、足首の高さを比較する。

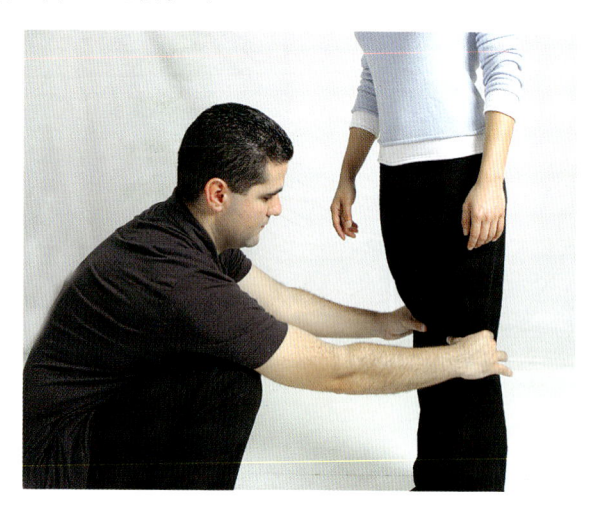

マッサージ手順：仰臥位

1 腰の周囲を軽くさすり、血流を促す。
2 腸骨稜と肋骨12番の間のエリアを親指でほぐし筋肉を整える（2回おこなう）。

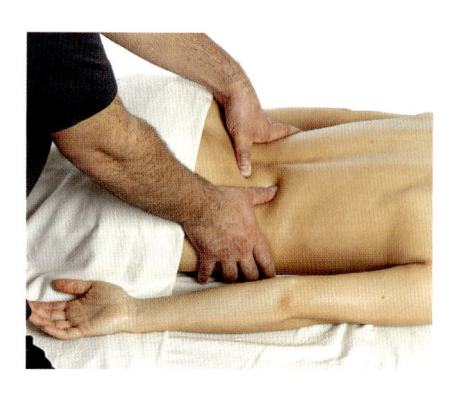

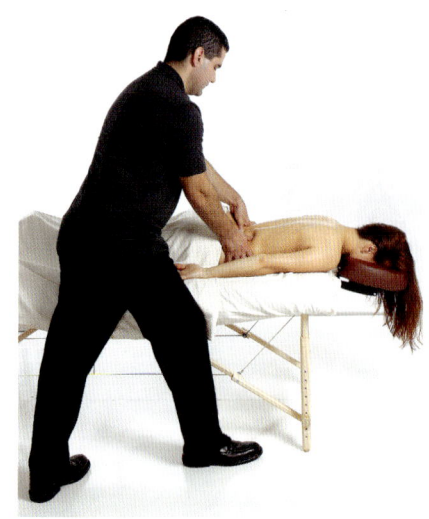

17章　脊柱側彎症

3　腰全体を、皮膚をつまんで転がすようにする。
4　腰方形筋に活動性トリガーポイントがないかさがし、あればリリースする。
5　脊柱に沿って、下から上に向かってサーキュラー・フリクションをおこなう。このとき、異常がある部分は2回、ない部分は1回だけおこなうこと。

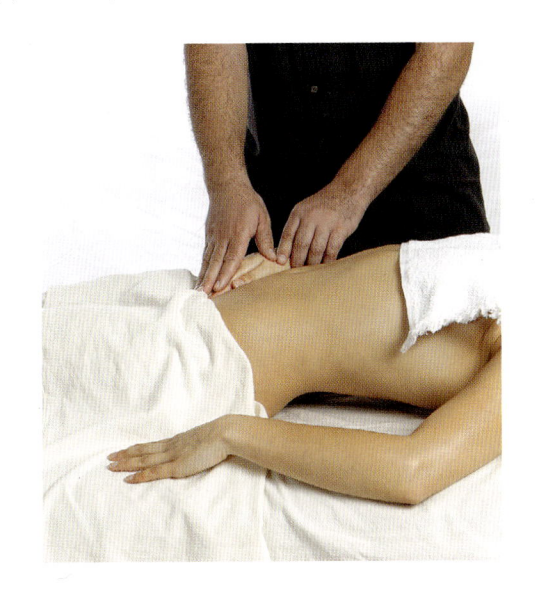

6　脊柱起立筋にサーキュラー・フリクションとクロス・ファイバー・フリクションをおこなう。

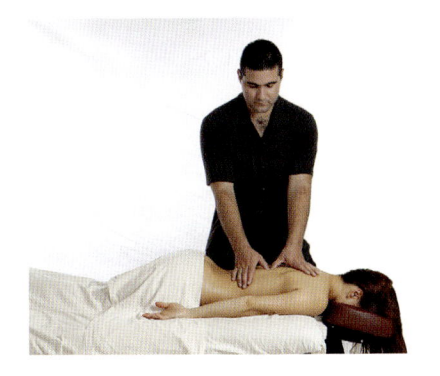

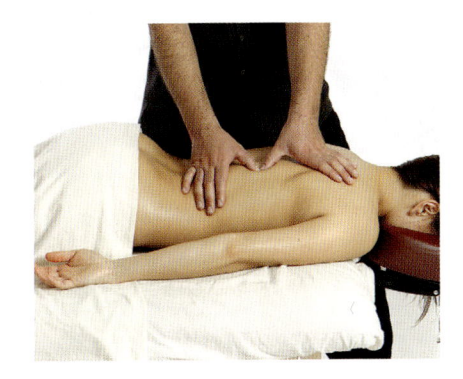

7　前腕を使って（身体力学を利用して）背中を下から上に向かってほぐす。

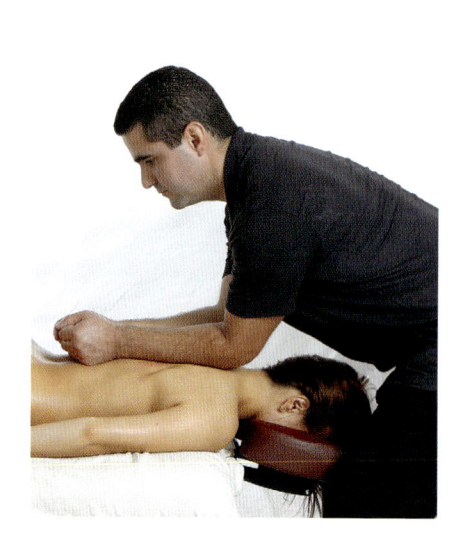

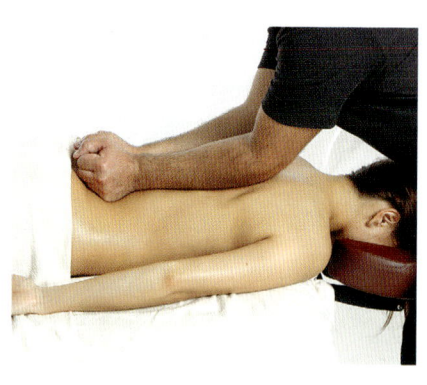

8　つづいて、腸肋筋に6と7の手順をおこなう。
9　大菱形筋と小菱形筋の筋肉を正しい状態に整えてほぐす。

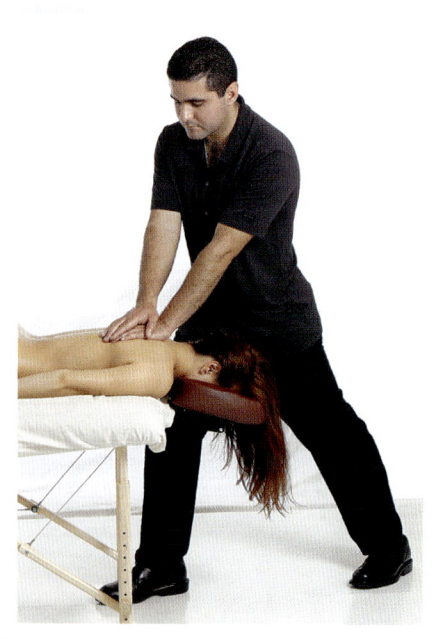

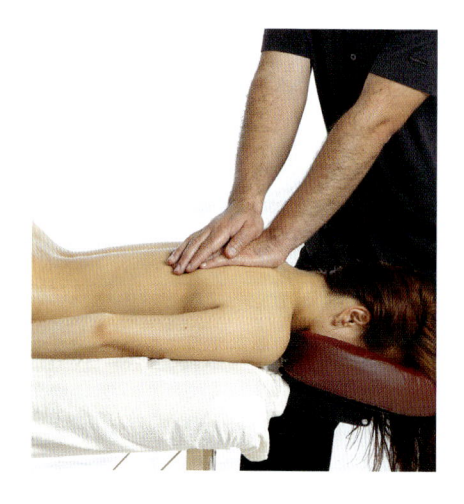

10 反対側でも4〜10の手順をおこなう。

マッサージ手順：横臥位

注 次の手順は、脊柱に凹みがある側面にのみおこなう。

1 膝に枕などをはさみ、背中の筋肉の負担を減らす。
2 横筋、内腹斜筋、外腹斜筋を親指と指先でほぐす。
3 前鋸筋の起始部（肋骨）にサーキュラー・フリクションとクロス・ファイバー・フリクションをおこなう。

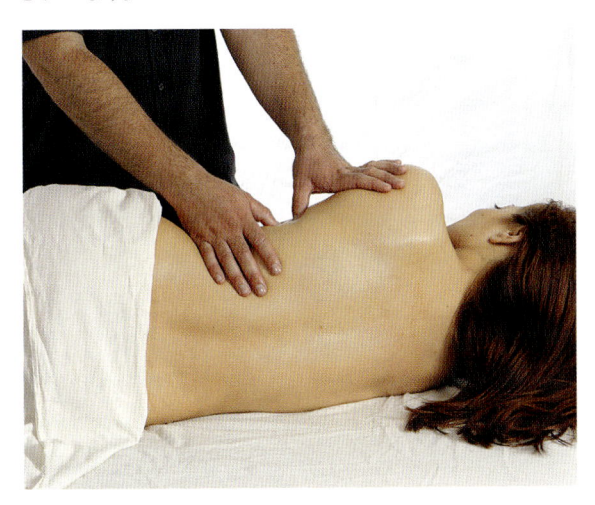

4 肩甲骨を内転させ、肩甲骨椎骨縁の下に指先を当ててクロス・ファイバー・フリクションをおこなう。

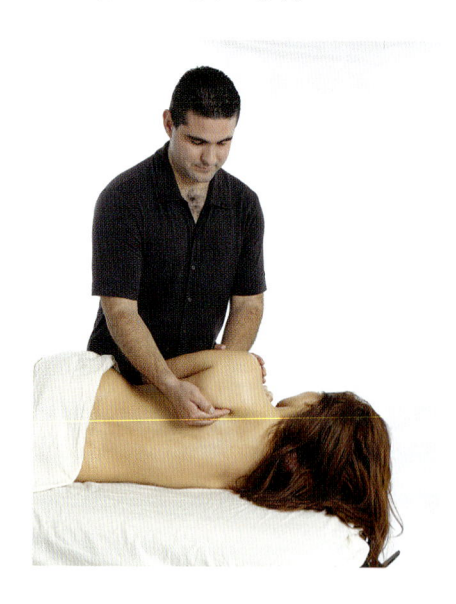

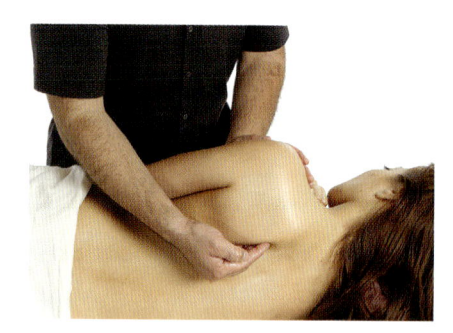

5 最後に、マッサージした筋肉を軽くさすり、ストレッチする。

Chapter 18
LORDOSIS
脊柱前彎症

　脊柱前彎症とは、腰椎が前方に凹んでカーブしている状態である。首の骨に見られる場合もあるが、腰椎で発症することがもっとも多い。腰椎の脊柱前彎症は痛みを伴うことも多く、動き方や姿勢、内臓器官に影響を及ぼすこともある。悪姿勢が発症の原因となることもあるが、そのほかに次のような原因が考えられる。

- **軟骨形成不全症**…骨の成長に異常をきたす遺伝性の疾患で、小人症の原因ともなる。
- **脊椎椎体・椎間板炎**…椎間板に炎症が起きる疾患。
- **脊柱後彎症（せむし）**…脊柱上部（胸椎）の大きすぎるカーブが原因で、バランスをとるために脊柱上部も曲がってしまう。
- **肥満**…肥満している体のバランスをとるために後ろに反ることが、脊柱前彎につながることもある。
- **骨粗しょう症**…骨密度が低いために骨の強度が弱まり、脊椎の構造にも影響することがある。
- **脊椎すべり症**…脊椎骨のひとつが前にずれてしまう疾患。腰椎で起きることが多い。

　この章で学ぶマッサージは以下のような適応症に効果がある。ただしいくつかの禁忌項目があるので、そのような場合にはマッサージをおこなってはならない。

適応症
- 肥満
- 人間工学的な問題
- 腰痛
- バランスの悪い姿勢
- 骨盤前傾
- 筋肉のけいれん

禁忌
- 重度の椎間板ヘルニア
- 浮腫
- 急性の筋挫傷
- 急性のねんざ

比較観察

　前頭面で骨盤の角度を調べる（ASIS（上前腸骨棘）とAIIS（下前腸骨棘）を比較する）。男性の平均骨盤傾斜は0～5度。女性は5～10度である。

マッサージの手順

マッサージ手順：仰臥位

1. 膝を胸に近づけるようにして腰の筋肉を伸ばす（最初は片膝ずつ、つづいて両膝）。
2. ASIS（上前腸骨棘）に両手を当てて骨盤を安定させる。骨盤の高さをそろえるために指を腸骨稜に当て、骨盤を左右に揺らすようにする。
正しい位置になったら、下方に引っ張る。

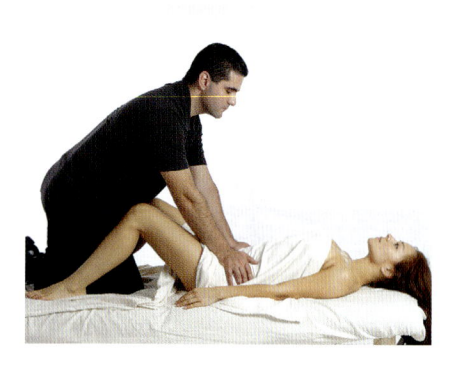

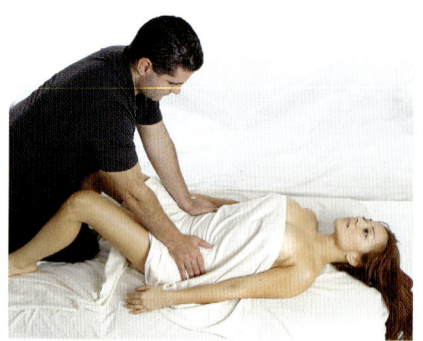

3. 腹直筋をマッサージする。

注　腹部大動脈瘤がある場合は、これをおこなってはならない。

4 恥骨結合部、肋骨5番〜7番、剣状突起の側面にクロス・ファイバー・フリクションをおこなう。⚠

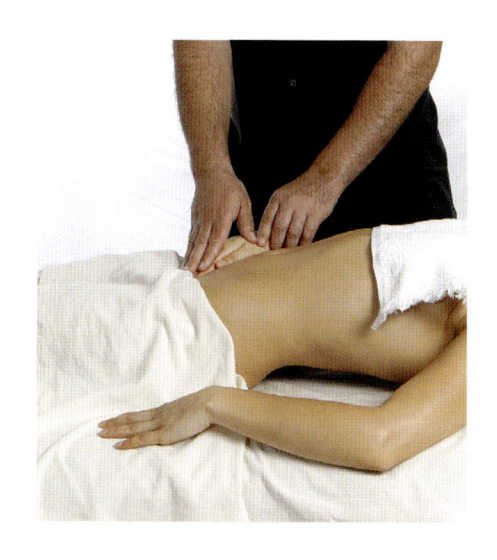

5 腹直筋を上から下にかけてマッサージする。
6 そのほかの腹筋もマッサージする。

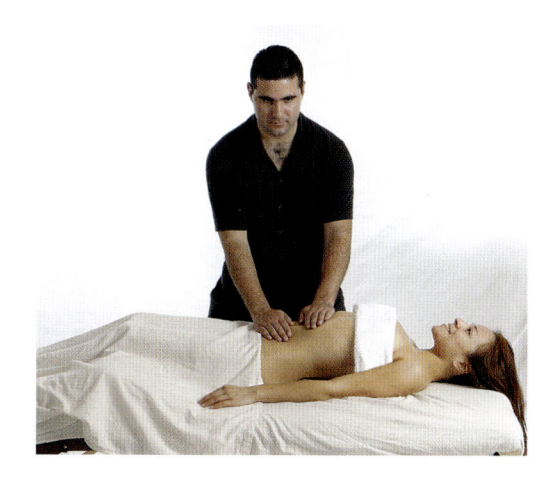

7 肋骨5番〜12番と腸骨稜に、前から後ろに向かってクロス・ファイバー・フリクションをおこなう。

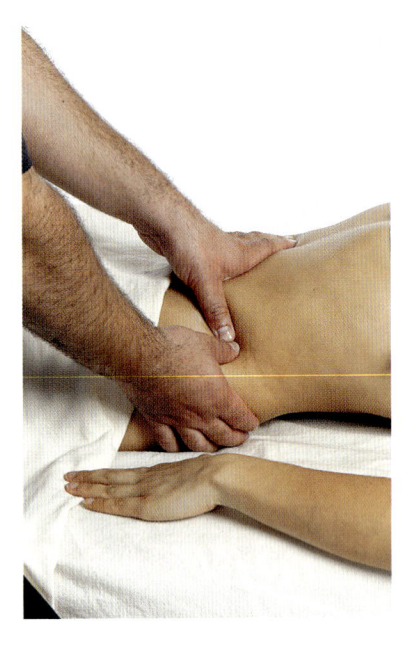

8 クライアントが息を吐いている間に、指先または親指を肋骨の下に差し込み、縁の真下にクロス・ファイバー・フリクションをおこなう。

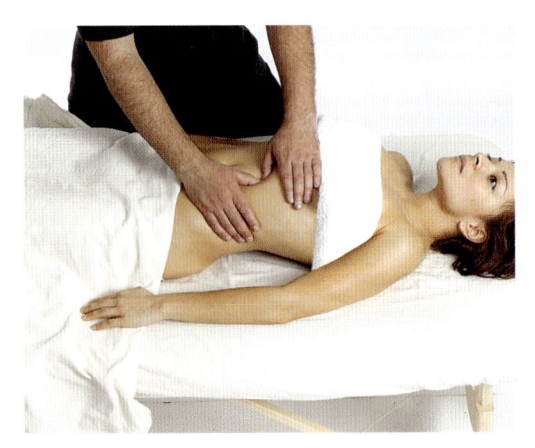

9 マッサージをする側の膝を曲げて腸腰筋をリラックスさせる。
10 ヘソから指3本分ほど離れた位置で指先を時計回りに動かし、腰筋をマッサージする。

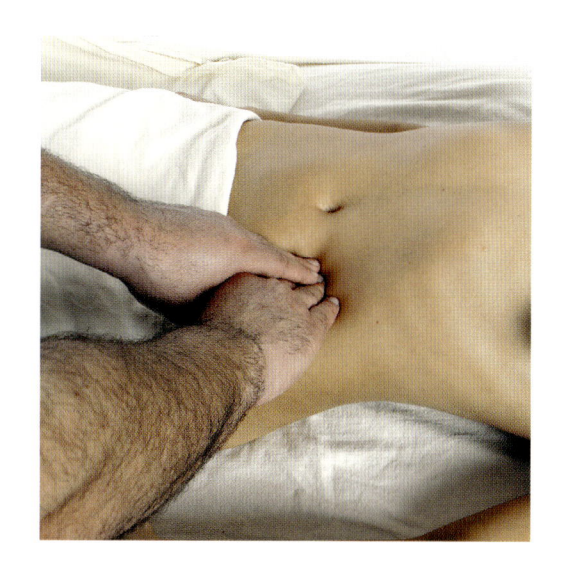

11 腰筋の停止部（小転子）にサーキュラー・フリクションをおこなう。

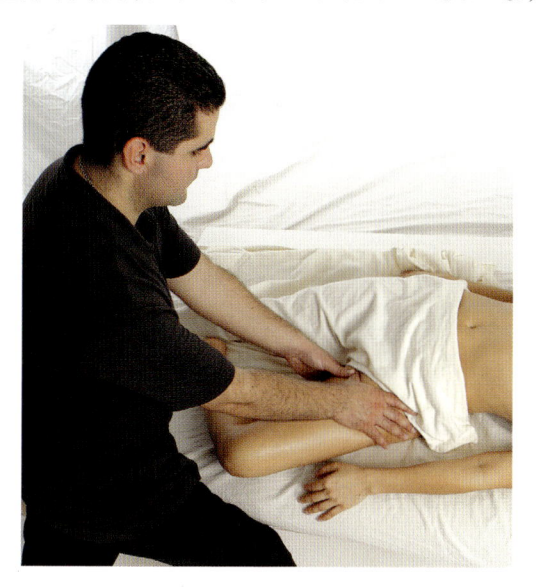

マッサージ手順：横臥位

1　腸脛靭帯を停止部から起始部にかけて軽くさする。

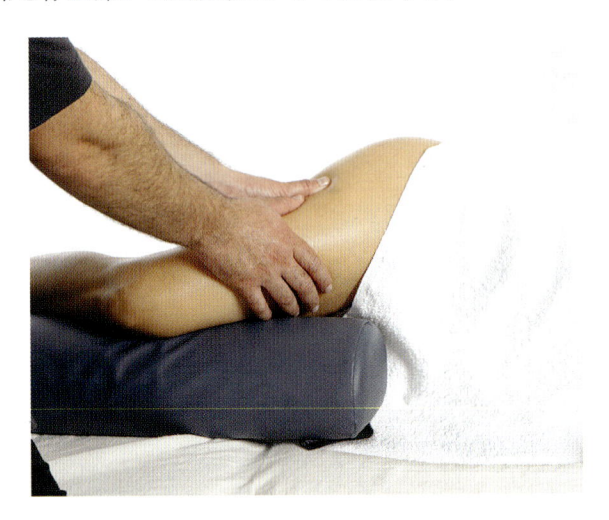

2　腸脛靭帯の下にクロス・ファイバー・フリクションをおこなう。

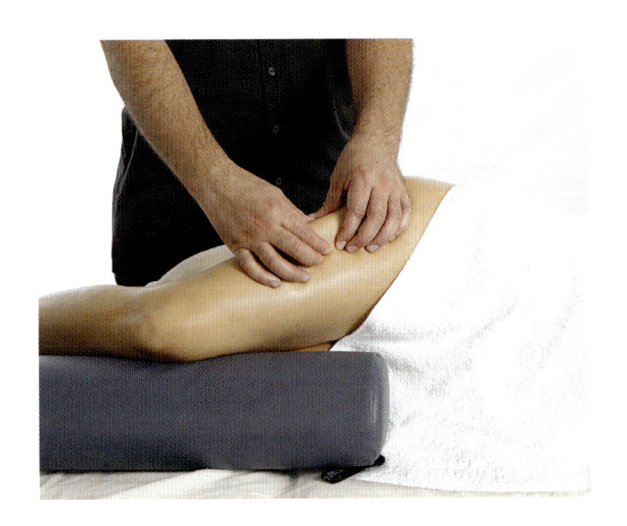

3 大腿筋膜張筋(TFL)をほぐし後、起始部と停止部にクロス・ファイバー・フリクションをおこなう。

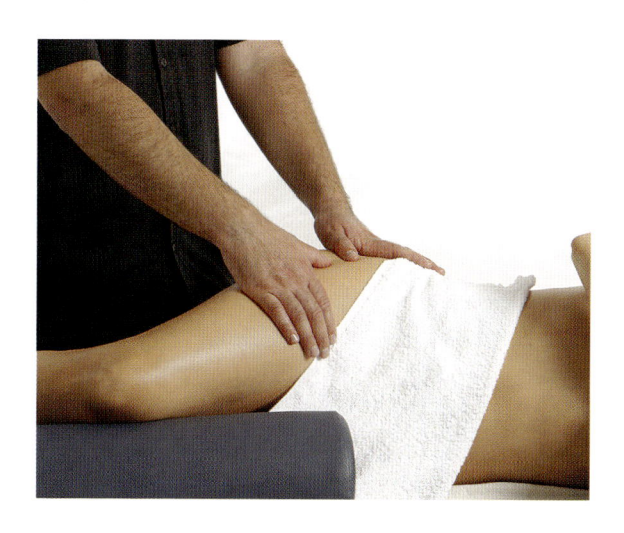

4 体幹の回旋運動をおこなう。

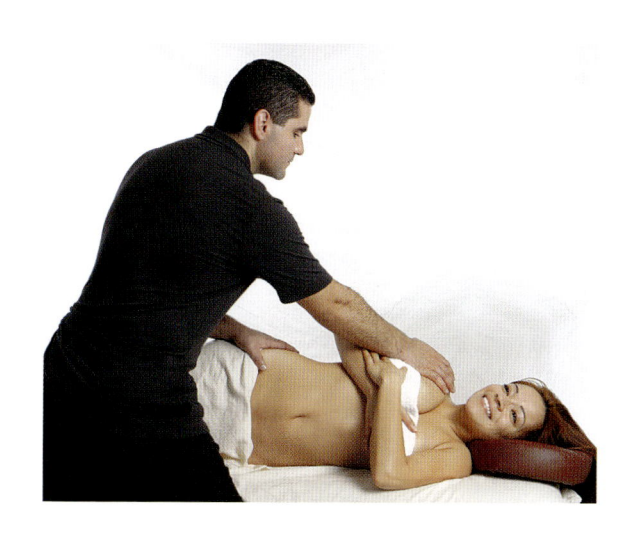

マッサージ手順：腹臥位

1. 腰全体を軽くさする。

注 ホットパックなどで腰をあたためてもよい。

2. 横突起L1〜L4にクロス・ファイバー・フリクションをおこなう。
3. 腸骨稜の後部にサーキュラー・フリクションとクロス・ファイバー・フリクションをおこなう。

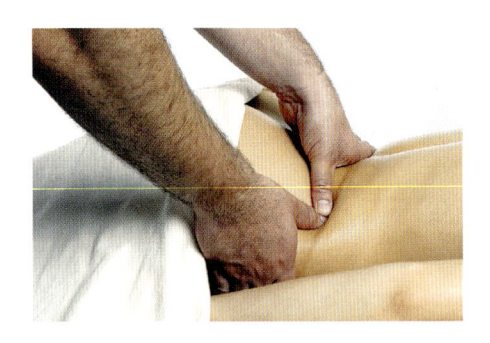

4. 脊柱起立筋を軽くさする。
5. 脊柱起立筋周辺を前腕でマッサージする。

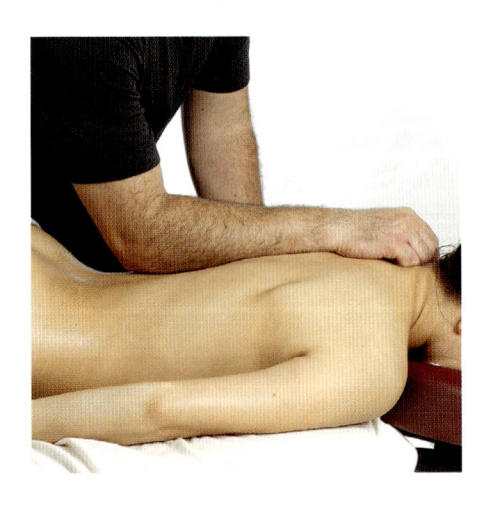

6 背骨の溝周辺に、サーキュラー・フリクションとクロス・ファイバー・フリクションをおこなう。
7 上から下に向かって、深くさする。
8 仕上げのマッサージをおこなう。

Chapter 19
LOWER BACK PAIN

腰　痛

　腰痛は現代人にとってもっとも一般的な病状のひとつであり、多くの人が腰痛を訴えて医者を訪ねる。5人中4人が生涯に一度は腰痛を経験すると言われている。

　痛みの度合いが問題の大きさに比例するとは限らない。ちょっと腰を引っ張ってしまったために起きる筋肉のけいれんが、ひどい痛みを引き起こし、歩いたり立つことすら困難になることもある。その一方で、まったく痛みを感じない椎間板ヘルニア患者もいる。

次の事柄が、症状を悪化させる原因となる。

- 神経根炎
- 脊髄神経根炎
- 脊柱起立筋挫傷
- 骨、靭帯、関節の負傷
- 椎間板の負傷
- 生理痛

病状が深刻である可能性を示す症状は次の通りである。
これらの症状がある患者は即刻医者を訪ねるべきである。

- 突然の失禁、便失禁(**馬尾症候群**)
- 徐々に脚に力が入らなくなっている(馬尾症候群)
- ひどい腹部と腰の痛みが継続して続いている場合
- 熱、悪寒
- 癌の既往歴があり、体重が減少
- 重度の急性損傷

この章で学ぶマッサージは以下のような適応症に効果がある。ただしいくつかの禁忌項目があるので、そのような場合にはマッサージをおこなってはならない。

適応症
- 腰のけいれん
- 脚にじわじわと広がる痛み
- 可動域(ROM)の減少
- 悪い姿勢
- 筋挫傷

禁忌
- 重癌の既往歴
- 腎感染
- 重度の急性損傷
- 激しい腹痛
- 下肢の脱力
- 浮腫

マッサージの手順
アセスメント手順

　前頭面で骨盤の角度を調べる。(ASIS(上前腸骨棘)とAIIS(下前腸骨棘)を比較する)男性の平均骨盤傾斜は0～5度、女性は5～10度である。

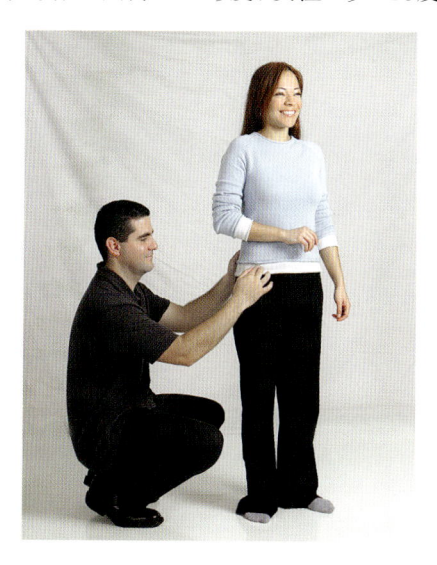

マッサージ手順：仰臥位

1 膝を胸に近づけるようにして腰の筋肉を伸ばす（最初は片膝ずつ、つづいて両膝）。
2 ASIS（上前腸骨棘）に両手を当てて骨盤を安定させる。骨盤の高さをそろえるために指を腸骨稜に当て、左右に骨盤を揺らすようにする。正しい位置になったら、下方に引っ張る。

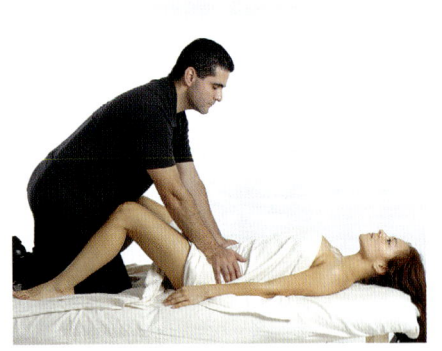

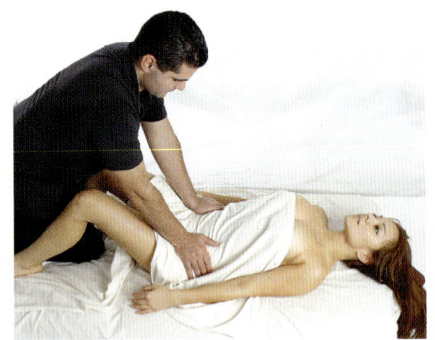

3 腹直筋をマッサージする。

注 腹部大動脈瘤がある場合は、これをおこなってはならない。

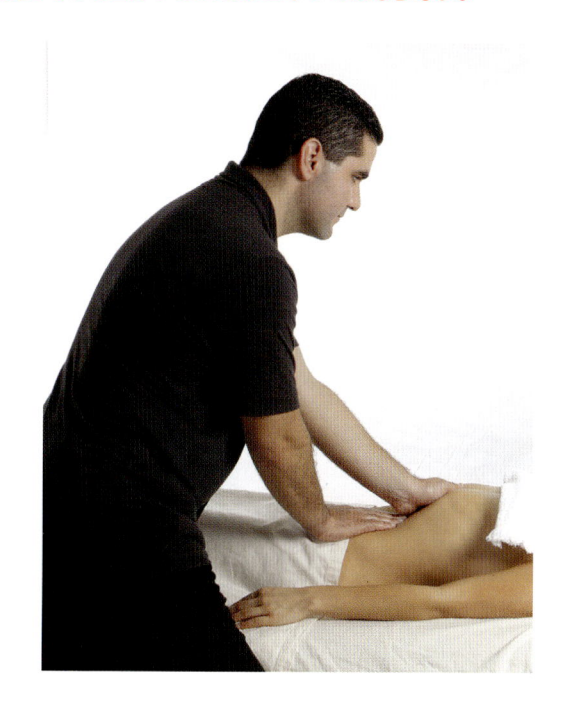

4　恥骨結合部、肋骨5番〜7番、剣状突起の側面にクロス・ファイバー・フリクションをおこなう。

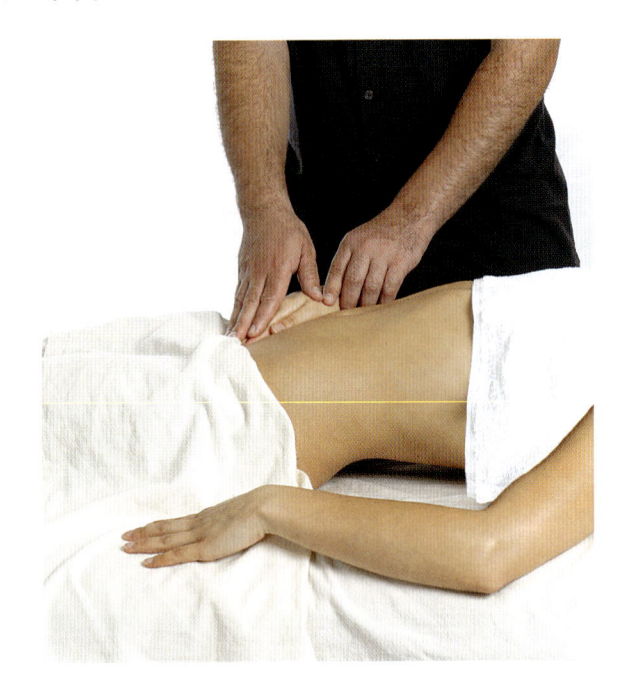

5　腹直筋を上から下にかけてマッサージする。
6　そのほかの腹筋もマッサージする。
7　肋骨5番〜12番と腸骨稜に、前から後ろに向かってクロス・ファイバー・フリクションをおこなう。

19章　腰痛

8　クライアントが息を吐いている間に、指先または親指を肋骨の下に差し込み、縁の真下にクロス・ファイバー・フリクションをおこなう。

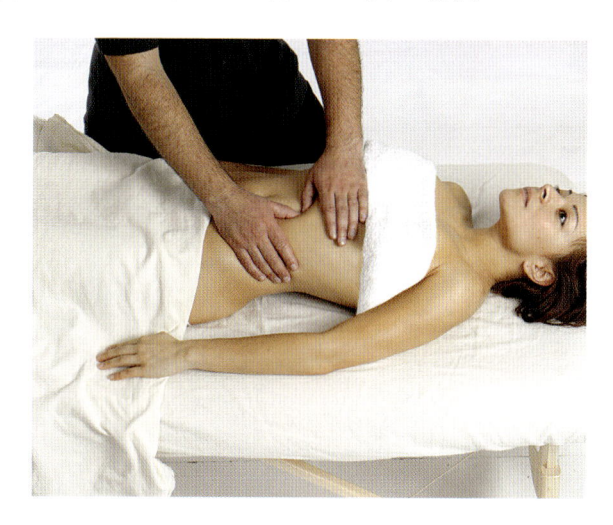

9　膝を曲げて腸腰筋をリラックスさせる。

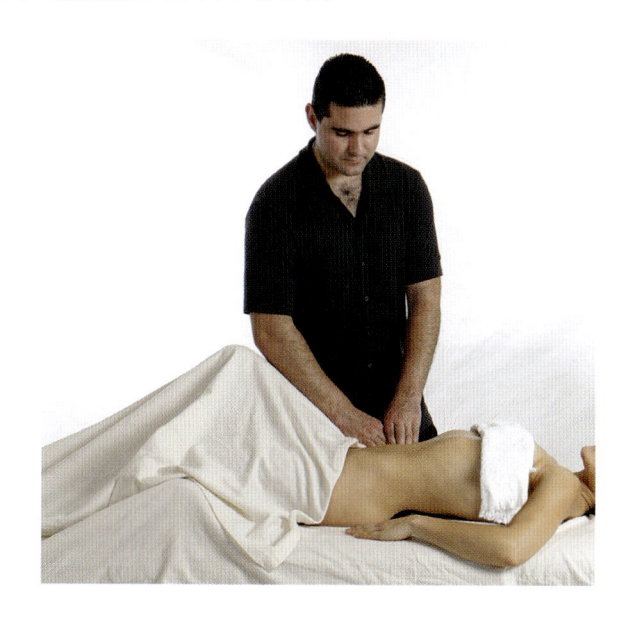

10 ヘソから指3本分ほど離れた位置で指先を時計回りに動かし、腰筋をマッサージする。腰筋の停止部（小転子）にサーキュラー・フリクションをおこなう。

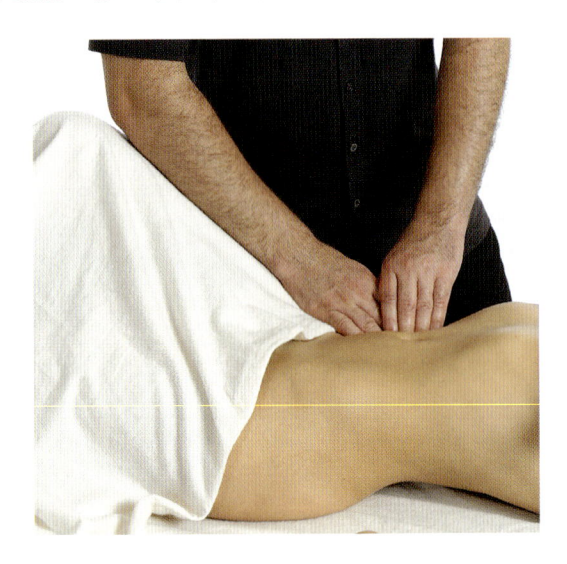

マッサージ手順：横臥位

1 腸脛靱帯を停止部から起始部にかけて軽くさする。
2 腸脛靱帯の下にクロス・ファイバー・フリクションをおこなう。

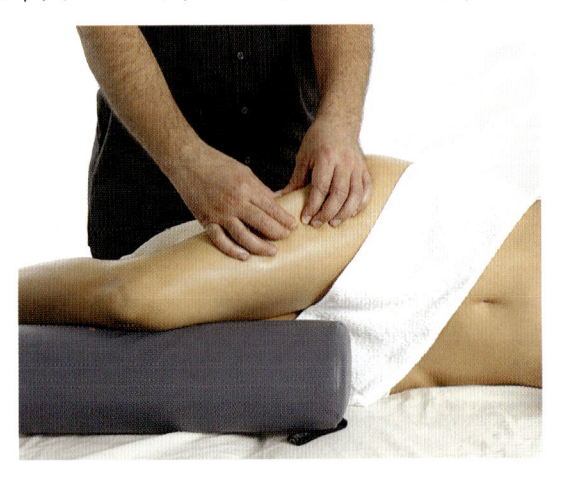

19章 腰痛

3 大腿筋膜張筋(TFL)をほぐし、起始部と停止部にクロス・ファイバー・フリクションをおこなう。

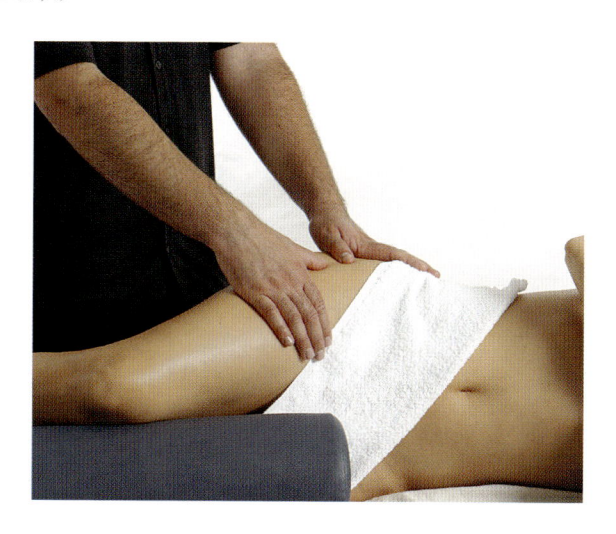

マッサージ手順：横臥位

1 腰全体を軽くさする。

注 ホットパックなどで腰をあたためてもよい。

2 横突起L1〜L4にクロス・ファイバー・フリクションをおこなう。

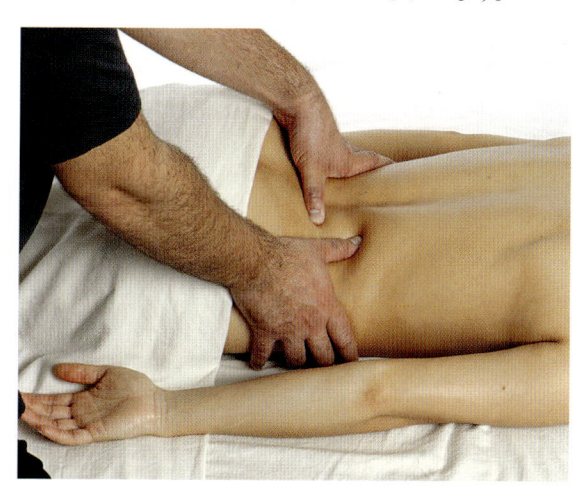

第2部　疾患別トリートメント方法

3　腸骨稜の後部にサーキュラー・フリクションとクロス・ファイバー・フリクションをおこなう。
4　脊柱起立筋を軽くさする。
5　脊柱起立筋周辺を前腕でマッサージする。

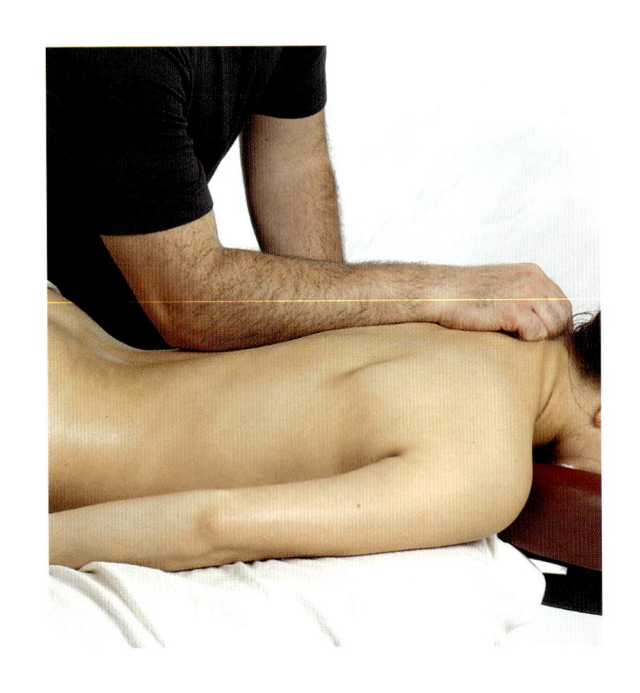

6　背骨の溝周辺にサーキュラー・フリクションとクロス・ファイバー・フリクションをおこなう。
7　上から下に向かって、深くさする。
8　仕上げのマッサージをおこなう。

Chapter 20
ILIOPSOAS DISORDER
腸腰筋の障害

　腸腰筋とは股関節にある筋肉群（大腰筋、小腰筋、腸骨筋の総称）で、姿勢を保つため、そして腰を曲げるための重要な役割を果たしている。大転子とつながっている外転筋が麻痺した際には腸腰筋がその代わりとなるという研究もあることから、股関節屈筋を減らすことになったとしても骨盤を安定させることの方が重要であるといえる。腸腰筋の衰えや短縮は、腰の痛みにつながるのである。

　腰椎とつながっている腸腰筋の損傷の原因は、脊椎分離症や脊椎すべり症とも関係している可能性がある。

　この章で学ぶマッサージは以下のような適応症に効果がある。ただしいくつかの禁忌項目があるので、そのような場合にはマッサージをおこなってはならない。

適応症
- 生理痛
- 腰痛（19章参照）
- 脊柱前彎症（18章参照）
- 脊柱側彎症（17章参照）
- 筋挫傷

禁忌
- 癌の既往歴
- 腹部のしこり
- 激しい腹痛
- ヘルニア
- 重度の血管障害

マッサージの手順

マッサージ手順：腹臥位

1. 腰方形筋を軽くさするなどして、血行を促す。
2. 腰方形筋に筋膜リリース（MFR）をおこない、掌でほぐす。
3. 腸骨棘の真上、肋骨12番の下にクロス・ファイバー・フリクションをおこなう。
4. 腰方形筋の起始部、停止部、中心に活動性トリガーポイントがないか調べ、あればリリースする。

マッサージ手順：仰臥位

1. 腹部に軽いマッサージをおこない、血行を促す。外腹斜筋、内腹斜筋、腹横筋を軽くさする。体の側面（両側）もマッサージし、腹直筋に沿ってほぐしていく（上から下、内から外へ）。

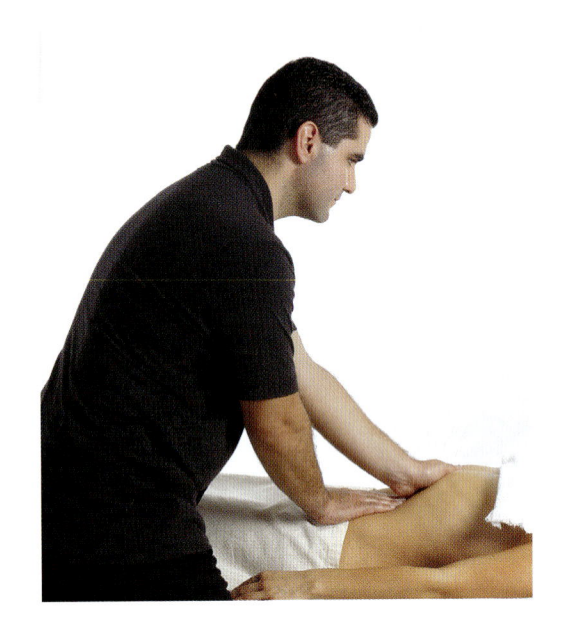

注 必ず大腸の動きに沿ってマッサージすること。

20章 腸腰筋の障害

2 体の左側から腹部のマッサージを(時計回りに)おこなう。まず大腸をすくいあげるように揉みほぐし、下行結腸から上行結腸へ移動する。

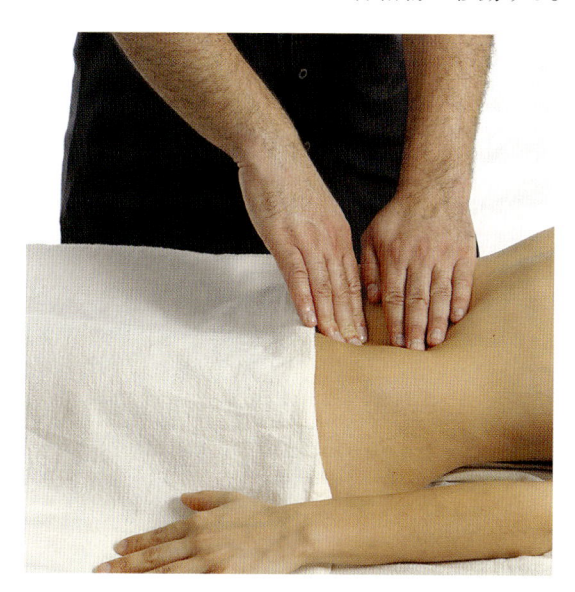

3 腸腰筋をほぐしたい側の大腿を曲げた状態で、肘を大腿に当て、ヘソから外側へ指2〜3本分の位置をさがす。

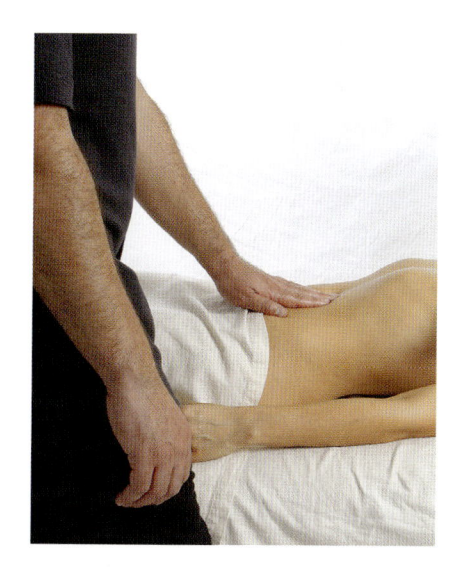

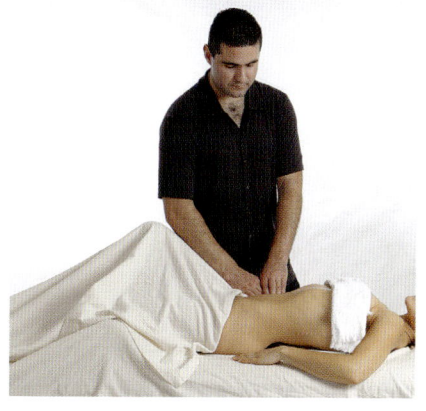

4　指先を腸腰筋の上に当て、時計回りに円を描くように、クライアントが息を吐くと同時に深く押して腸腰筋をさぐる。深部を押すときはゆっくりと力を入れていくこと。

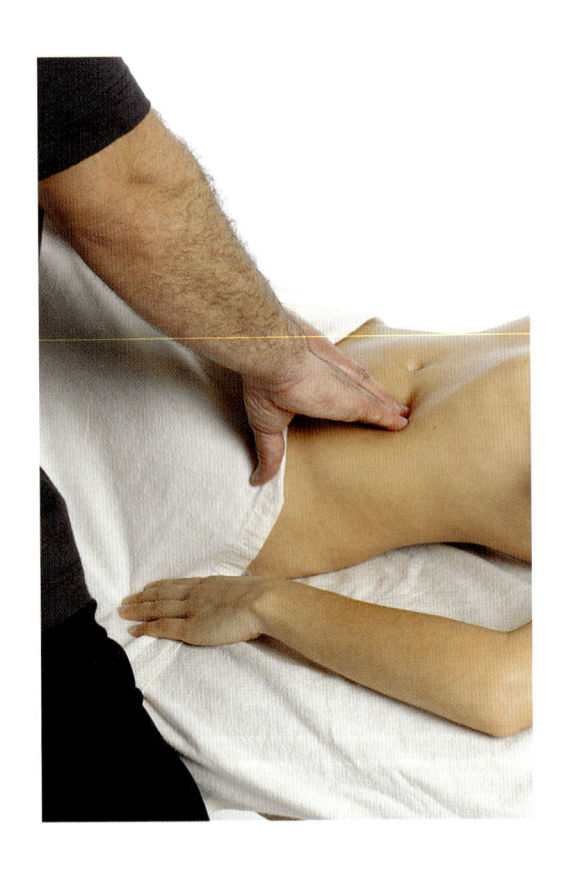

5 腸腰筋の位置を確認するには、当てている肘を膝で押すように数秒だけ力を入れてもらう。指先に腸腰筋の収縮を確認できるはずである。

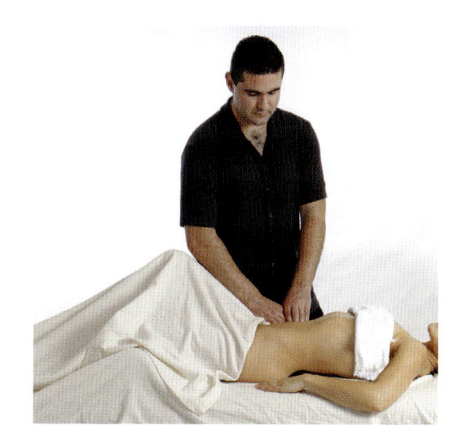

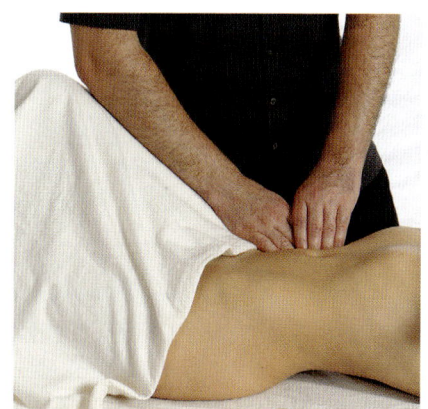

6 腸腰筋の位置を確認したら、活動性トリガーポイントをさがし、あればリリースする。その後ゆっくりと腸腰筋にトランスバース・フリクションをおこなう。
7 やさしくゆっくりと手を離す。
8 腹部を軽くさする。
9 仕上げにストレッチをおこなう(あおむけ、横臥位共通)。⚠

Chapter 21
ABDOMINAL MASSAGE (CONSTIPATION)

便　秘

　便秘とは、便が大腸を通過できず、正常に排泄できない状態である。食物は、小腸を通過するときは消化液と混ざり合った液状であり、大腸に到達するころには栄養素はすでに体に吸収されている。大腸の主な役割は、余った液状物の水分を吸収し、固形の便に変えることである。便秘の原因のひとつは、大腸が水分を吸収しすぎて便が固くなりすぎてしまい、その結果通過が困難になることが考えられる。便秘が痔に発展することもある。大腸の働きを弱める一般的な要素は、運動不足、食物繊維の不足、小食（腸を動かすためには食物を摂って内側から刺激しなければならない）、特定の高タンパク食品の摂り過ぎ、処方薬の摂り過ぎなどである。

便秘の一般的な原因には次のようなものが考えられる。

- 水分摂取の不足。脱水症状を防ぐために結腸が水分を吸収するため、便が固くなる。
- トイレに行きたいのを我慢してしまうこと。我慢すると便が腸に長くとどまることになり、ますます水分が吸収され、便が固くなってしまう。
- バランスの悪い食生活。食物繊維が足りないと腸の動きが悪くなってしまう。

　この章で学ぶマッサージは以下のような適応症に効果がある。ただしいくつかの禁忌項目があるので、そのような場合にはマッサージをおこなってはならない。

適応症
- 便通が少ない。
- 慢性的な便秘。

禁忌
- 激しい腹痛
- 腸内出血
- 腹部の浮腫
- 拍動性のしこり
- 絞扼性ヘルニア

マッサージの手順

マッサージ手順：仰臥位

注 手の動きは、かならず時計回りに、大腸の流れに合わせること。

1　腹部を時計回りに軽くさすり、血行を促す。
2　腹直筋を上から下へ軽くさする（剣状突起からヘソの真下まで）。
3　外腹斜筋、内腹斜筋、腹横筋を軽くさする。

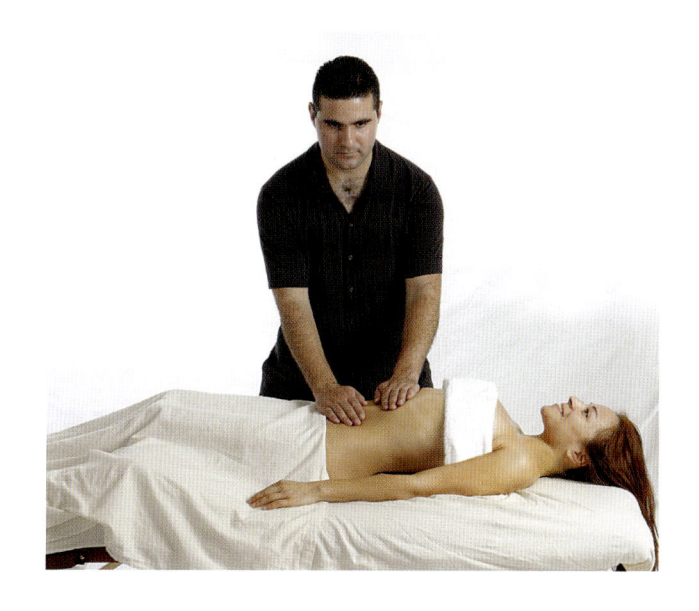

4 腹部のウォームアップができたところで、下行結腸の先からS状結腸に向かって下方向に揉み、つづいて横行結腸に向かって上方向に揉む。

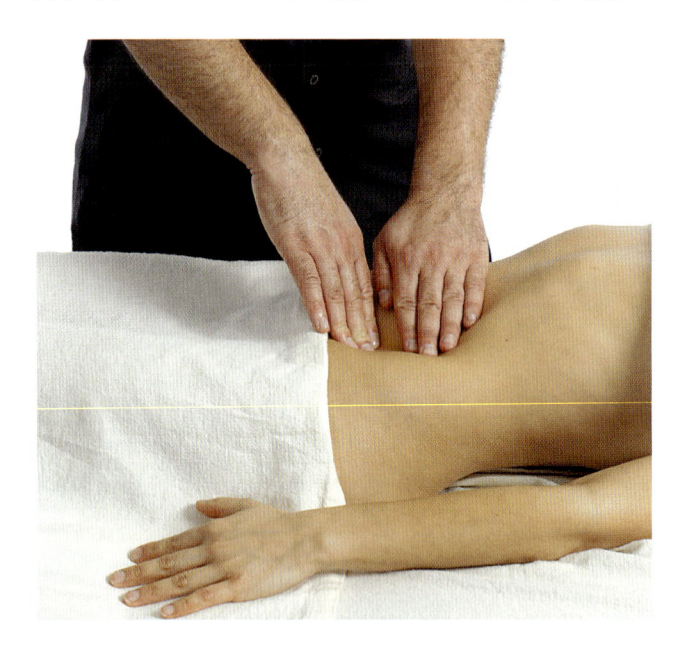

5 下行結腸全体のマッサージが終わったら、最後に下行結腸の始めから終わりまでを一息に長く深くさする。
6 S状結腸も同様に揉んでいく。下行結腸との境から始め、上行結腸との境までを揉む。

21章 便 秘

7 S状結腸全体を揉み終わったら、下行結腸を（下方向へ）深くゆっくりとさすり、つづいてS状結腸と下行結腸の上を、逆さのL字を描くように深くゆっくりとさする。

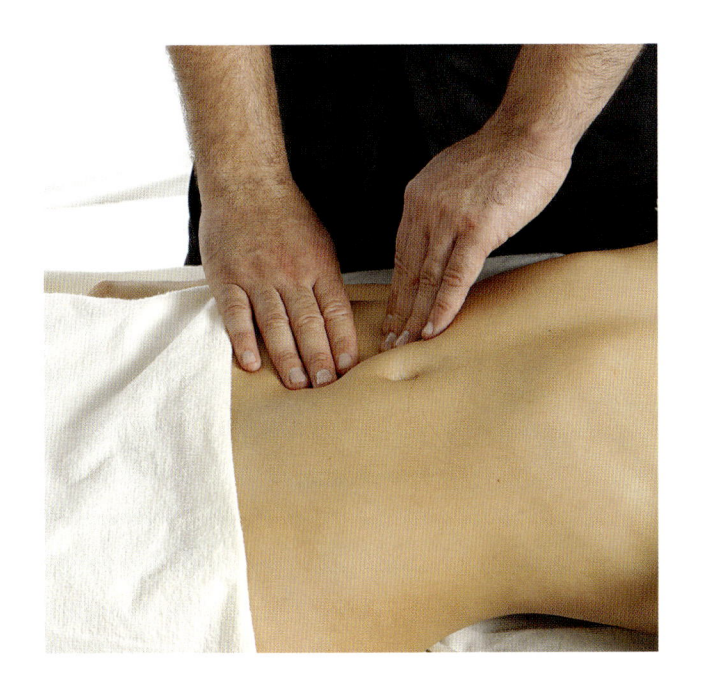

8 つづいて上行結腸を揉む。S状結腸との境目から下方向へ（肝臓に向かって）揉んで行く。
9 それぞれを深部までゆっくりとさする。下行結腸は下方向へ、S状結腸は右から左へ、上行結腸は上方向へおこなう。
10 最後に時計回りに全体を軽くさすり、やさしくなでて終了。

Chapter 22
PIRIFORMIS SYNDROME (SCIATICA)

坐骨神経痛（梨状筋症候群）

　梨状筋症候群（坐骨神経痛）とは、梨状筋が坐骨神経を刺激し臀部から大腿の後ろにかけて痛みが生じる状態である。多くの場合、もっとも痛むのは臀部の奥で、座る、階段を登る、しゃがむなどの行為によって痛みが増す。

　梨状筋は、深層外旋六筋のひとつであり、仙骨から始まり大腿骨大転子につながっている。この筋肉の役目は、腿の外転、外旋を支えることである。坐骨神経は通常、梨状筋の下を通っているが、全体の15%の割合で梨状筋の中を通っている。

　腰椎の疾患が坐骨神経痛の原因となることある。椎間板ヘルニアやハムストリング筋の腱炎、梨状筋の筋挫傷、腰痛、坐骨神経を取り囲むその他の筋肉の線維性癒着などが考えられる。

　この章で学ぶマッサージは以下のような適応症に効果がある。ただしいくつかの禁忌項目があるので、そのような場合にはマッサージをおこなってはならない。

適応症
- 臀部にじわじわと広がる痛み
- 大腿の後ろにじわじわと広がる痛み
- 腰痛
- 筋肉のけいれん

禁忌
- 脊椎円板の浮腫
- 急性外傷（痛みが生じる0〜36時間前に起きた負傷）
- 痛みがある側の足が動かせない状態
- **感覚異常** 焼けるような感覚、チクチクするような感覚など
- 静脈瘤

マッサージの手順

マッサージ手順：腹臥位

1. 脊柱のカーブが大きい場合は骨盤の下に枕などを入れる(脊柱前彎症、18章参照)。
2. 腰の周囲に基本的なマッサージを5分間おこなう。
3. ハムストリングスを、下から上へ軽くさする。
4. ハムストリングスを揉む。

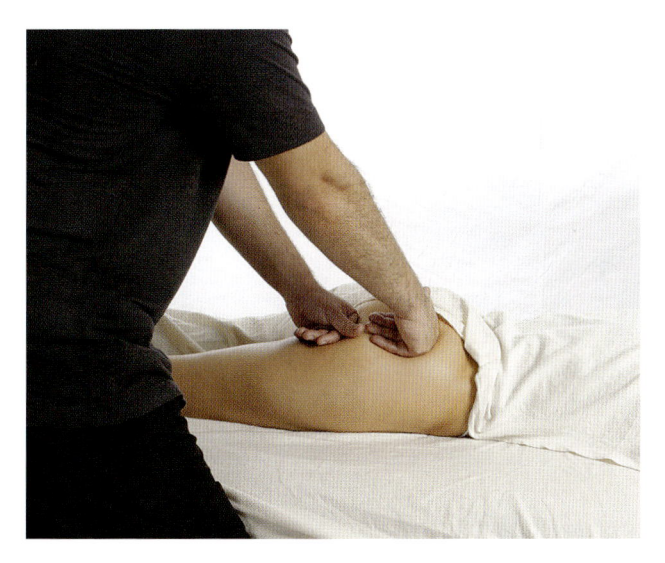

5. ハムストリングスの主要部を、下から上へ(膝窩から坐骨に向かって)親指で揉みほぐす。
6. ハムストリングスにある活動性トリガーポイントをさがし、リリースする。

7 ハムストリングスの起始部を確認するためには、手をクライアントの脚に当てた状態で、脚で手を押してもらうとよい。起始部（坐骨結節）にクロス・ファイバー・フリクションをおこなう。このとき、骨の上にはクロス・ファイバー・フリクションをおこなわないよう注意すること。

8 （着衣をめくるなどして）大臀筋をあらわにし、軽く握った拳で全体を軽くマッサージする。

9 つぎに、同じ場所を親指で揉みほぐし、拳で円を描くようにしてマッサージする。筋、骨格の正しい状態を常に念頭におく。

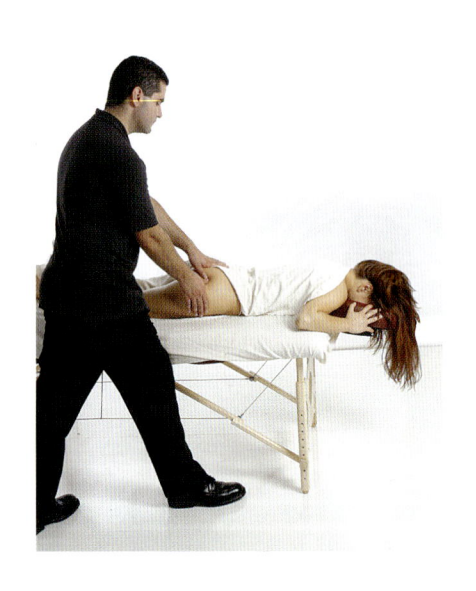

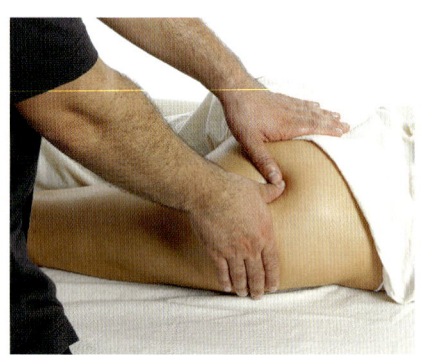

10 仙骨の縁に沿ってクロス・ファイバー・フリクションをおこなう。骨の上にはおこなわないこと。

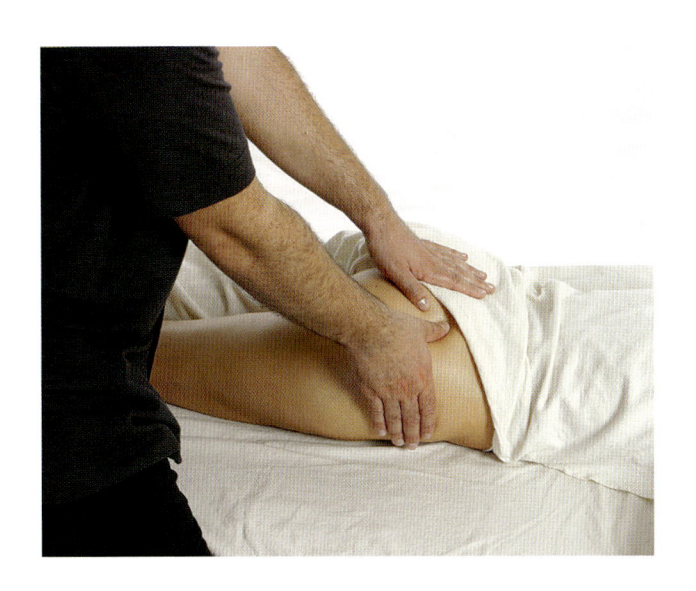

11 活動性トリガーポイントをさがし、リリースする。梨状筋の下には坐骨神経があるため、この部分は避けること。中臀筋にもトリガーポイントがないか調べる。このとき、指先で皮膚をつまんで転がすようにマッサージするのもよい。

12 梨状筋の起始部から停止部にかけてクロス・ファイバー・フリクションをおこない、筋肉全体を親指で揉みほぐす。このとき、クライアントの痛みの許容レベルに注意すること。1〜10の段階で8以上でおこなってはならない。

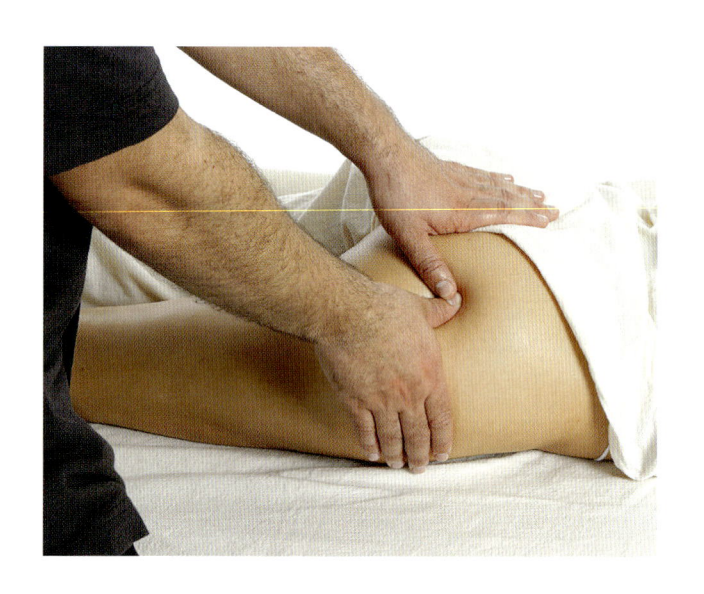

13 （大転子を確認しやすいように）膝を外側に向け、大転子の周囲にサーキュラー・フリクションをおこなう。

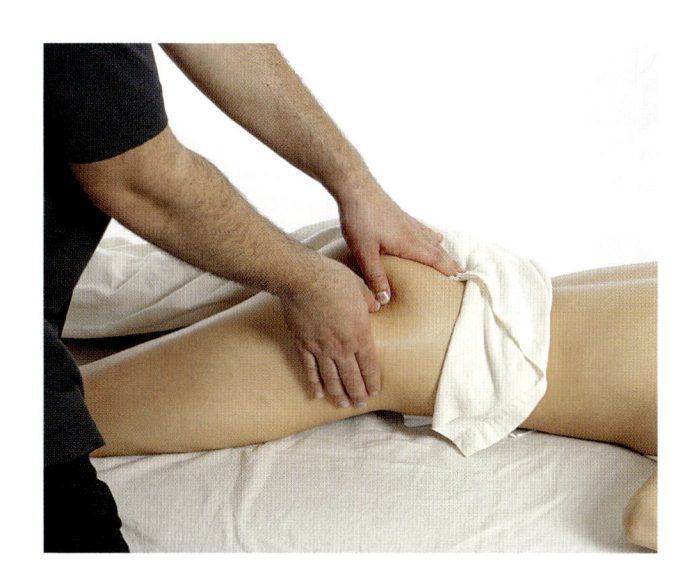

14 仕上げに、親指で広げるようにマッサージし、全体を軽くさする。
15 着衣を元に戻し、上から圧迫する。このとき、拳は腸骨稜の下、大転子の上に当てる。
16 最後にハムストリングス、梨状筋、腰のストレッチをおこなう。

Chapter 23
QUADRICEPS DYSFUNCTION
大腿四頭筋の機能障害

　大腿四頭筋の機能障害が起きると、脚に力が入らない、感覚異常、膝や腰の可動域（ROM）の減少、筋けいれんなどに発展する。機能障害の原因はさまざまで、外傷、運動不足、過度の使用、筋挫傷、その他大腿に関わる疾患などが考えられる。症状としては、無感覚、チリチリするような感覚、膝の痛み、けいれんなどがある。大腿四頭筋は4類あるが、その中でも股関節をまたがっている大腿直筋がもっとも負傷しやすい。

　この章で学ぶマッサージは以下のような適応症に効果がある。ただしいくつかの禁忌項目があるので、そのような場合にはマッサージをおこなってはならない。

適応症
- 大腿の痛み
- 可動域（ROM）の減少
- 筋肉の衰弱
- 筋けいれん
- 体の歪み

禁忌
- 血管障害の既往歴
- 静脈瘤
- 急性損傷
- 浮腫

マッサージの手順

マッサージ手順：仰臥位

1　足から大腿にかけてを軽くさすり、血行を促す。
2　大腿四頭筋をさすり、深くさする。
3　大腿四頭筋を親指でほぐす。（ウィズ・ファイバー・フリクション）膝蓋骨の真上から始め、ASIS（上前腸骨棘）の5センチ下までおこなう。

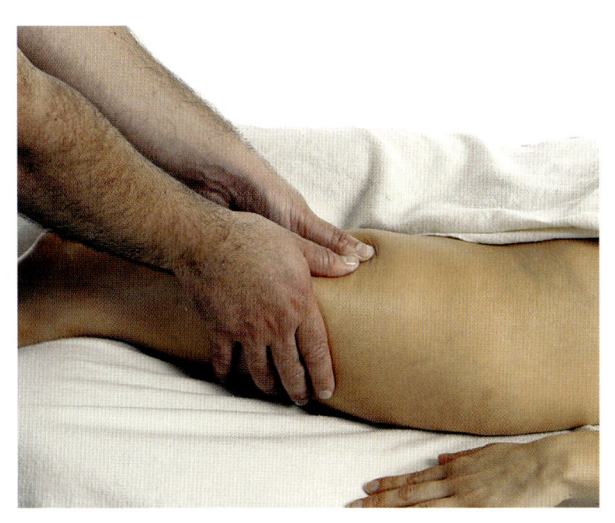

4　大腿直筋の起始部と停止部にクロス・ファイバー・フリクションをおこなう。

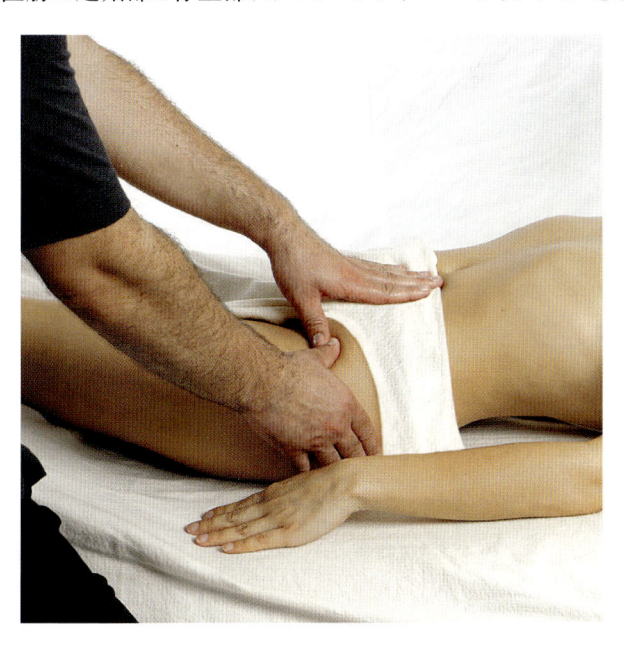

5　膝蓋骨の周囲にサーキュラー・フリクションをおこなう。

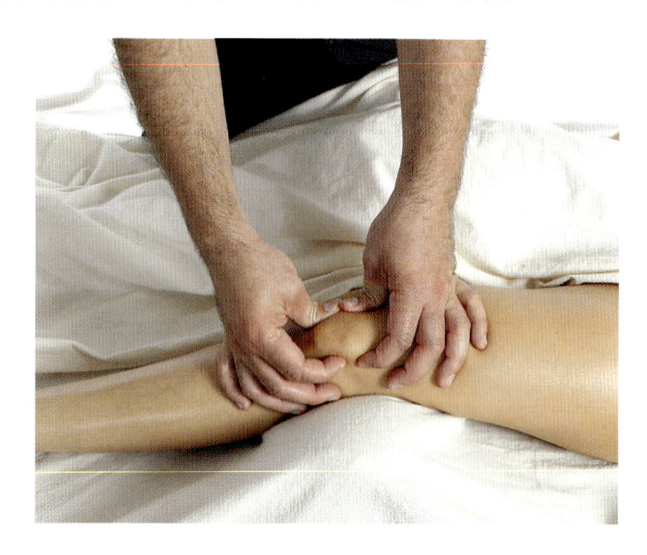

6　大腿四頭筋にある活動性トリガーポイントをさがし、リリースする。このとき、内側広筋と外側広筋には特に気を配ること。

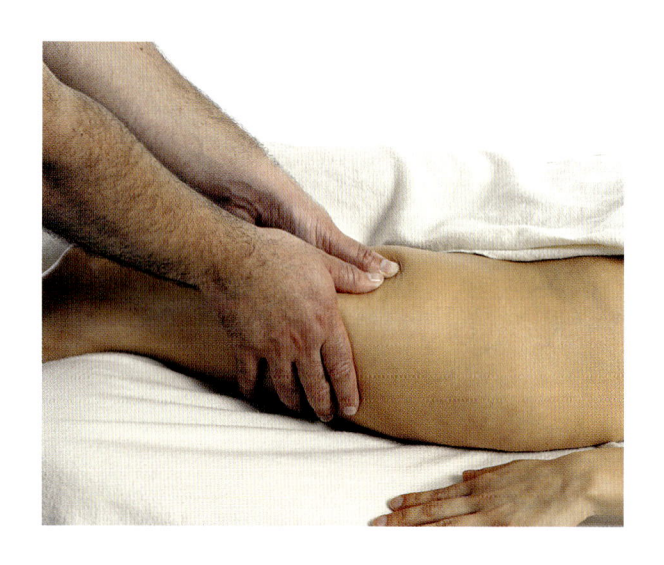

7　手を軽く握った状態で大腿直筋を上から下へ軽くさする。

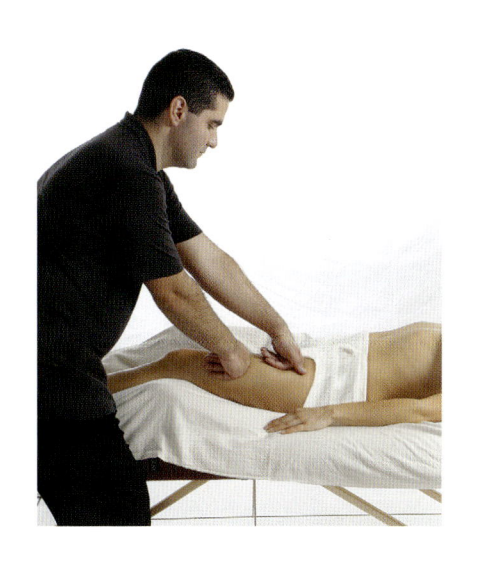

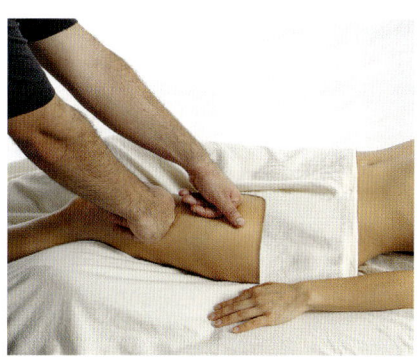

8 大腿を親指で深部までほぐすようにマッサージする。

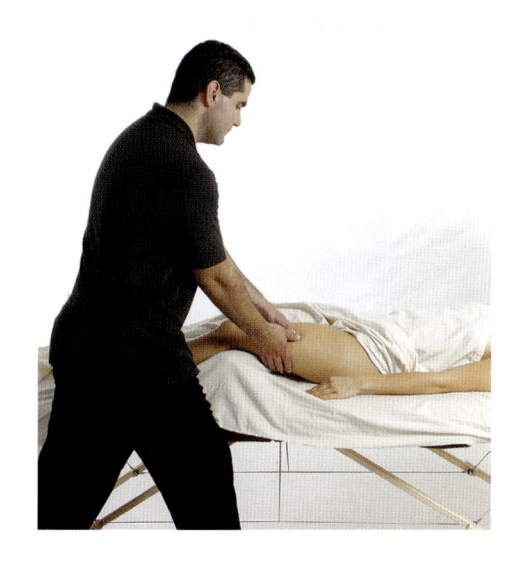

9 大腿直筋を横にずらし、その下にある中間広筋にサーキュラー・フリクションをおこなう。

10 全体を軽くさすり、仕上げのマッサージをおこなう。

11 大腿四頭筋、ハムストリングス、外転筋群のストレッチをおこなう。

Chapter 24
ILIOTIBIAL BAND DISORDER
腸脛靱帯炎

腸脛靱帯炎とは、大腿骨の上を通る腸脛靱帯(IT-Band)が摩擦により炎症を起こしてしまう状態である。膝の負傷がきっかけとなることもあるが、多くの場合は長期にわたる過度の使用(スポーツ選手のトレーニングなど)が炎症の原因となる。症状としては、動いたとき膝の外側にある痛み、または焼けるような感覚、腰の側面から膝の外側にかけて広がる痛みなどがある。また、膝の曲げ伸ばしをしたときにプツッと弾けるような感覚がある場合もある。一般的な治療法は、マッサージ・セラピー、ストレッチ、休養、手術などである。

この章で学ぶマッサージは以下のような適応症に効果がある。ただしいくつかの禁忌項目があるので、そのような場合にはマッサージをおこなってはならない。

適応症
- 大腿部側面の痛み
- 膝の痛み
- 筋肉の緊張
- 膝と腰の可動域(ROM)の減少

禁忌
- 浮腫
- 開いた傷口
- 急性の膝の捻挫
- 静脈瘤
- **末梢血管障害(PVD)**

マッサージの手順

マッサージ手順：横臥位

注 痛みのある側を上にして横臥位になってもらうこと。

1. 膝の間に枕をはさむなどして、クライアントの姿勢を安定させる。
2. 膝から腸骨稜にかけて、大腿部全体を軽くさする。
3. 敏感な部位なので、膝からTFL（大腿筋膜張筋）にかけて親指で丁寧に腸脛靭帯をほぐしていく。

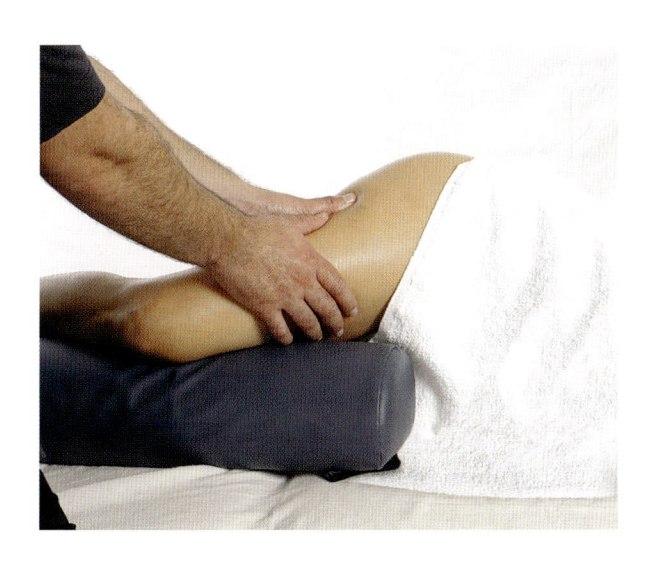

4 膝の外側からTFL（大腿筋膜張筋）まで、腸脛靭帯全体にクロス・ファイバー・フリクションをおこなう。

5 腸脛靭帯をずらし、その下にサーキュラー・フリクションをおこなう。

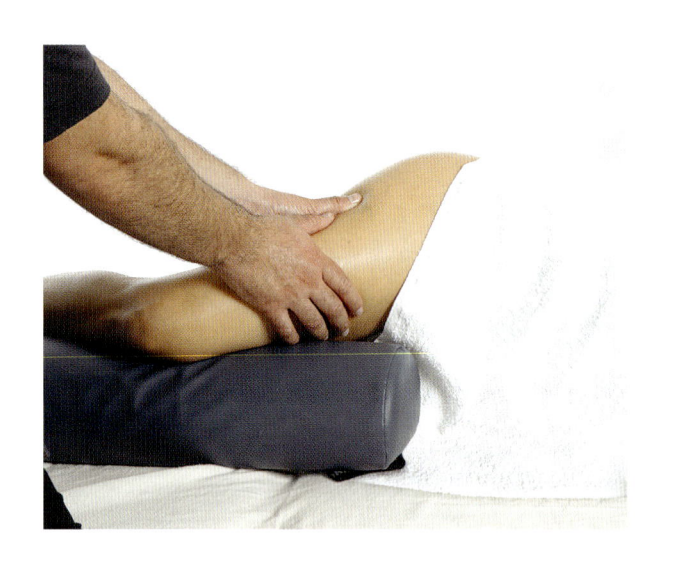

6　TFL（大腿筋膜張筋）の主要部に親指でウィズ・ファイバー・フリクションをおこなう。

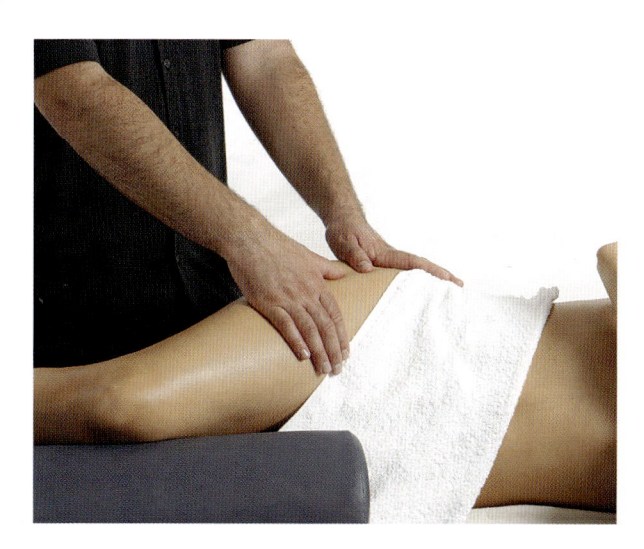

7　TFL（大腿筋膜張筋）の起始部にクロス・ファイバー・フリクションをおこなう。
8　大腿全体を深くさする。
9　仕上げに軽くさする。
10　TFL（大腿筋膜張筋）と腸脛靱帯のストレッチをおこなう。

Chapter 25
PATELLOFEMORAL DYSFUNCTION
膝蓋大腿関節障害

　膝蓋大腿関節障害とは、膝蓋骨(膝のお皿)とその下にある大腿骨の関節部分の障害である。膝蓋骨は菱形に近い丸い骨で、大腿骨の前面にある同じ形の溝の中におさまっている。そして、膝蓋骨はこの溝を上下に滑ることで大腿四頭筋の動きを支える役割を果たしている。膝蓋骨に強く圧迫されその下にある大腿骨に押しつけられたり、必要以上に溝の片側をこすったりする状態がつづくと、膝蓋大腿関節障害となる。膝蓋骨の軟骨が負傷することで、炎症が起きて痛みを伴うようになるのである。大腿四頭筋の緊張が、膝蓋骨の大腿骨への圧迫につながることもある。

　この章で学ぶマッサージは以下のような適応症に効果がある。ただしいくつかの禁忌項目があるので、そのような場合にはマッサージをおこなってはならない。

適応症
- 膝の痛み
- 可動域(ROM)の減少
- 大腿四頭筋の緊張
- 頻繁な筋けいれん
- 膝をロックすることができない(まっすぐ突っ張ることができない)

禁忌
- 急性浮腫
- 急性の靭帯損傷
- 開いた傷口
- 静脈瘤
- 末梢血管障害(PVD)

マッサージの手順

マッサージ手順:仰臥位
1　大腿四頭筋を軽くさする。
2　拳を軽くにぎり、大腿部をさする。
3　大腿四頭筋を深く揉む。

4 外側広筋、大腿直筋、内側広筋に親指で角度をつけてウィズ・ファイバー・フリクションをおこなう。
5 大腿四頭筋群にある活動性トリガーポイントをさがし、リリースする。

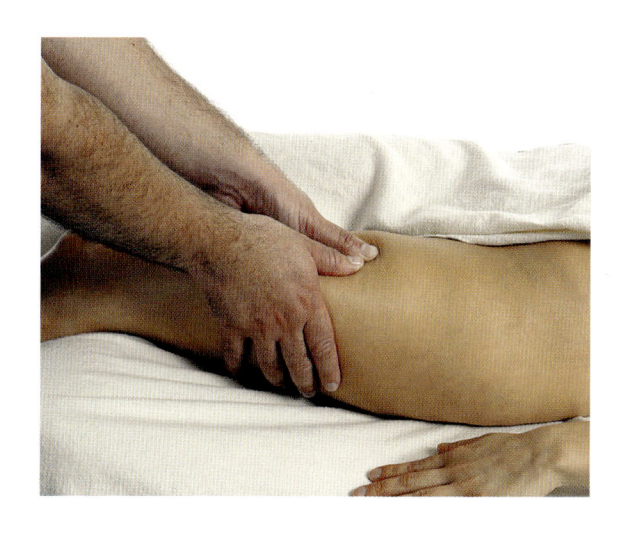

6 膝を曲げ、外側広筋の起始部にクロス・ファイバー・フリクションをおこなう。
7 膝にはさんでいた枕を取り、脚をマッサージ台に下ろす。

8 膝蓋骨を内から外へずらし、その下にサーキュラー・フリクションをおこなう。このとき、膝はぴったりと床についていること。これを2～3回繰り返す。

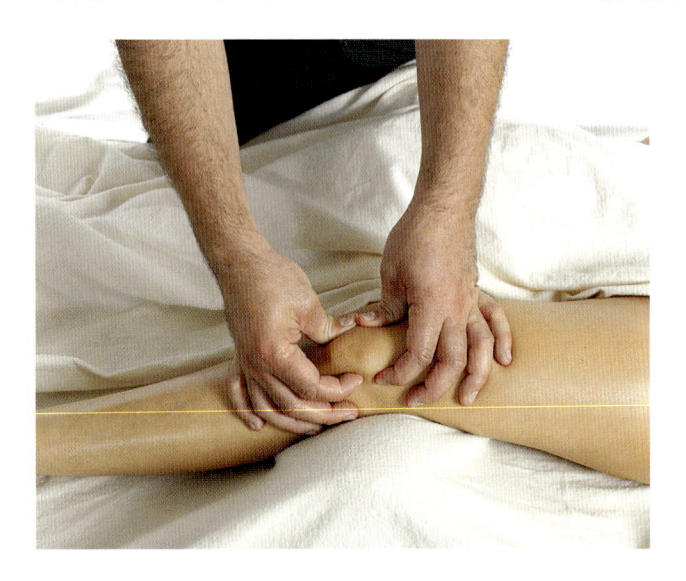

マッサージ手順：腹臥位

1 下から上に向かってハムストリングスを軽くさする。
2 ハムストリングスを揉み、軽く握った拳で深くさする。
3 ハムストリングス全体を下から上に向かって（膝窩から坐骨まで）親指でなぞるようにほぐしていく。
4 ハムストリングスにある活動性トリガーポイントをさがし、解除する。
5 手を脚に当て、患者に手を押してもらうように頼む。ハムストリングスの起始部（坐骨結節）が確認できたら、クロス・ファイバー・フリクションをおこなう。このとき、骨の上にはクロス・ファイバー・フリクションをおこなわないように注意すること。

6 マッサージをおこなったエリア全体を軽くさすり、仕上げのマッサージをする。

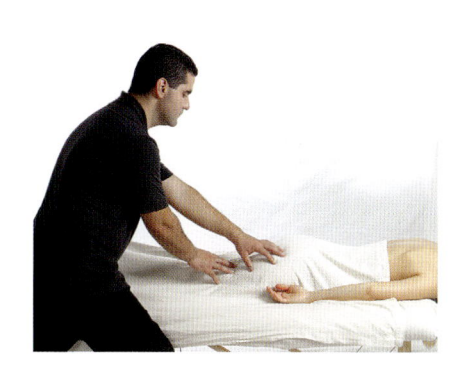

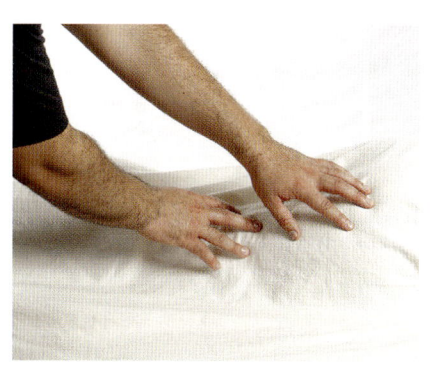

7 最後に、ハムストリングス、大腿四頭筋、腸脛帯、外転筋群のストレッチをおこなう。

Chapter 26
SHIN SPLINTS

過労性脛部痛（シンスプリント）

　シンスプリント（過労性脛部痛）とは、骨を覆っている骨膜という薄い組織が炎症を起こすことである。足のすね（脛骨）の内側の後ろが患部となり、痛みは7～10センチ程の範囲にわたる。原因は、エクササイズなど過度の使用によるものである。シンスプリントは、陸上競技者、エアロビクス・インストラクター、その他のスポーツ選手など、足に負担をかける運動をする人に多いことがわかっている。

　シンスプリントを発症する要因はさまざまである。陸上競技者、エアロビック・インストラクター、軍人といった職業の人の過度のエクササイズ、ダンス、筋肉の酷使、重度の偏平足、柔軟性のない足のアーチ、X脚、O脚などがあげられる。一般的な治療法は、マッサージ、ストレッチ、抗炎症薬の服用である。

　この章で学ぶマッサージは以下のような適応症に効果がある。ただしいくつかの禁忌項目があるので、そのような場合にはマッサージをおこなってはならない。

適応症
- 過度の使用
- 膝の痛み
- 膝の緊張
- 可動域（ROM）の消失

禁忌
- 浮腫
- ねんざ
- 静脈瘤
- 急性損傷

マッサージの手順

マッサージ手順：仰臥位

1　下から上に向かってゆっくりと脚全体に筋膜リリース（MFR）をおこなう（脚の両側を各2回ずつ）。

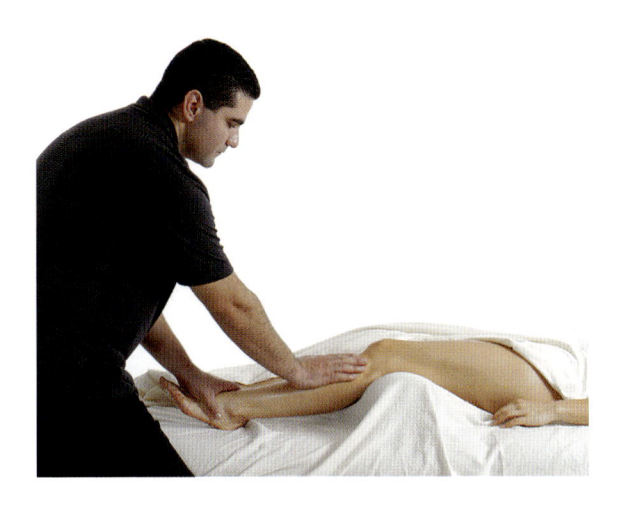

注 筋膜リリースをおこなう際は、クリームまたは100％のココアバターを少量使用する。

2 片側ずつ、内側から外側にゆっくりと筋膜リリース（MFR）をおこなう（各1回のみ）。
3 クライアントの同意があれば、全体の皮膚をつまんで転がすようにする。

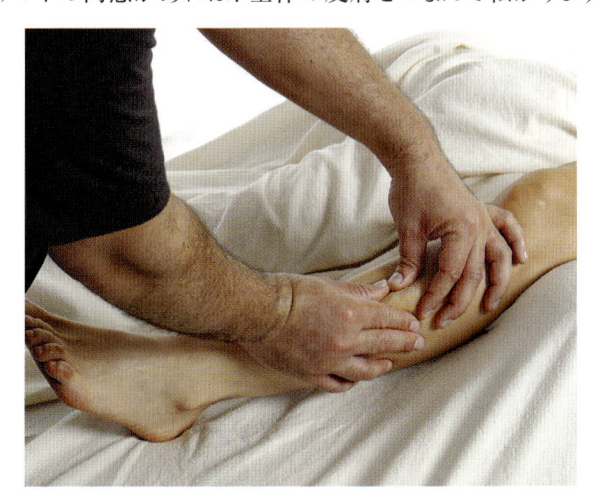

4 前脛骨筋全体を軽くさする。

5 手の甲を使い、外果から腓骨のてっぺんまでを下から上へ深くさする。

6 前脛骨筋と指伸筋の間のエリアを、深くほぐす(脚の側面のみ)。

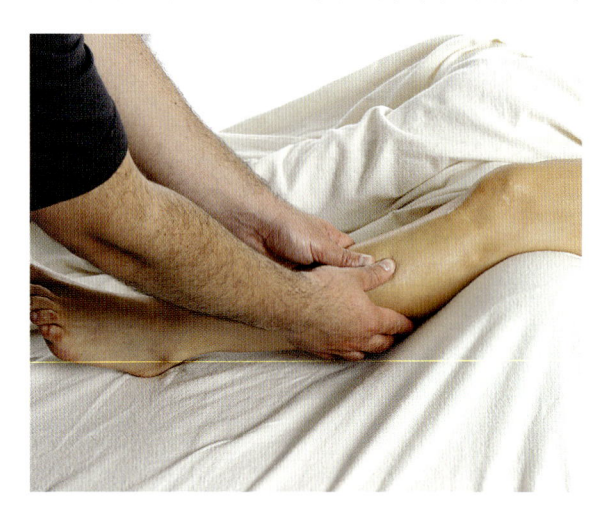

7 前脛骨筋、長母趾伸筋、長趾伸筋、第三腓骨筋の腱画にクロス・ファイバー・フリクションをおこなう。

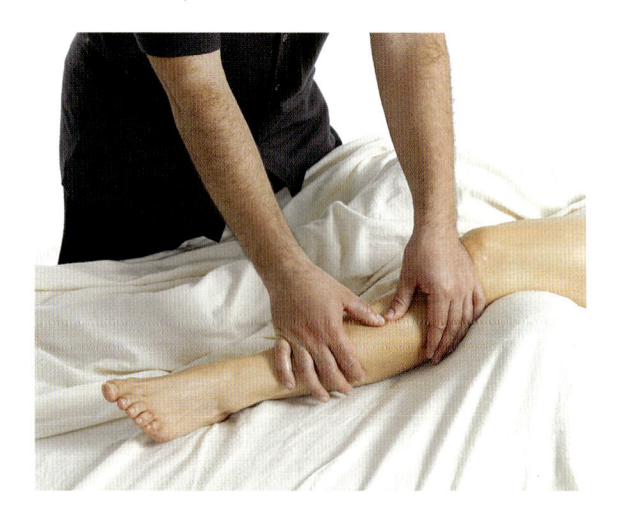

26章　過労性脛部痛（シンスプリント）

8　前脛骨筋にある活動性トリガーポイントをさがし、リリースする（側面のみ）。

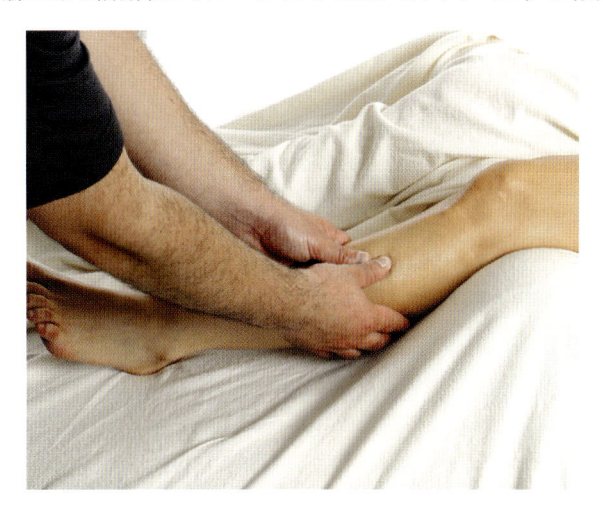

9　脚を軽くさする。

マッサージ手順：横臥位

1　マッサージをおこなう脚の下に枕をはさみ、施術者は脚の前に立つ。親指を脛骨の縁の真上（前脛骨筋と脛骨の間にある溝）に当てる。

2　溝に親指をかけ、内側から外側に向かって2.5センチほど、指にひっかかりを感じるまで押していく。溝全体に同じことをおこなう。

3　全体を軽くさすり、仕上げのマッサージをおこなう。

4　前脛骨筋に**固有受容性神経筋促通法（PNFストレッチ）**をおこなう。

Chapter 27
PLANTAR FASCIITIS

足底筋膜炎
そくていきんまくえん

　足底筋膜炎とは、足底筋膜と呼ばれる足裏のアーチを支える薄く丈夫な組織が炎症を起こす症状である。足底筋膜の微細な裂傷が繰り返し起きると、違和感や痛み、瘢痕組織の形成につながる。踵骨棘と呼ばれることもあるが、踵の骨増殖が原因とは限らない。

　足底筋膜炎による痛みは、運動を始めたときに顕著で、体全体の血流がよくなってくると治まってくることが多い。長時間の立姿勢が痛みを引き起こすこともある。症状がひどい場合には、朝から夜にかけて徐々に痛みが増していくこともある。

　足底筋膜炎の原因はさまざまで、足やふくらはぎの緊張、まちがった運動トレーニング、足底アーチへの負担、足の衰弱または負傷などがある。足底アーチが小さい人、大きい人、偏平足の人は、足底筋膜炎を発症するリスクが高い。

　この章で学ぶマッサージは以下のような適応症に効果がある。ただしいくつかの禁忌項目があるので、そのような場合にはマッサージをおこなってはならない。

適応症
- ふくらはぎの筋肉の緊張
- 亜急性の損傷
- 慢性傷害
- 足底アーチの痛み

禁忌
- 静脈瘤
- **末梢血管障害（PVD）**
- 血栓の既往歴
- 妊娠
- 急性損傷

マッサージの手順

マッサージ手順：腹臥位

1 後肢の筋肉を（手を交互に動かしながら）軽くさする。
2 腓腹筋を揉む。
3 アキレス腱と腓腹筋を親指で深くなぞるようにほぐす。このとき、膝窩の周囲と腓腹筋の中心はさけること）。

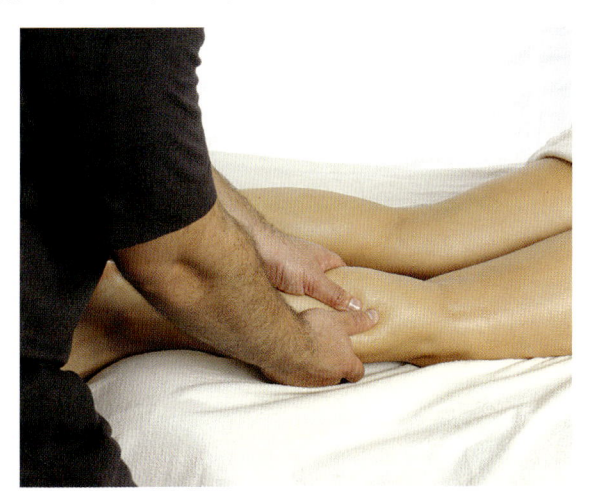

4 腓腹筋、ヒラメ筋、足膝底筋にある活動性トリガーポイントをさがし、リリースする。

5 膝窩の周囲には注意をはらいながら、まず腓腹筋外側頭をつまみ、フリクション・マッサージをおこなう。腓腹筋内側頭と交互に2回ずつおこなう。

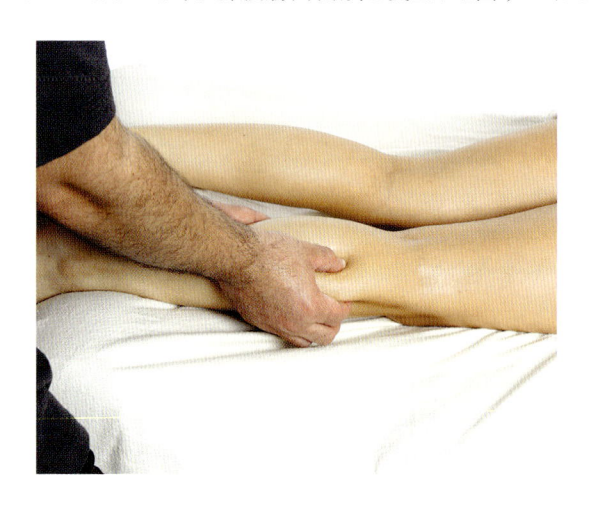

6 全体を軽くさする。
7 足底面の血行をうながすために、全体を軽くさすり、指先を使ってほぐしていく。

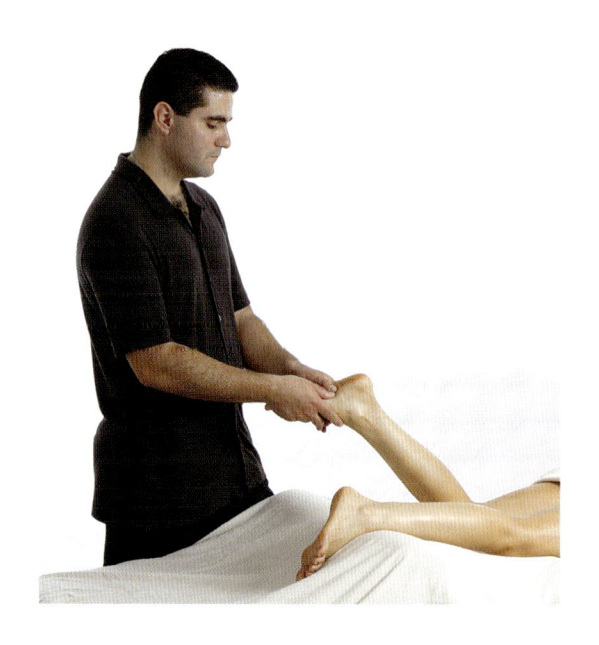

27章　足底筋膜炎

8　踵骨から中足骨まで、上から下に向かって足底面を親指でマッサージする（T字バーを使用してもよい）。

内側面へのマッサージは注意しておこなうこと。非常に敏感な部分である。　⚠

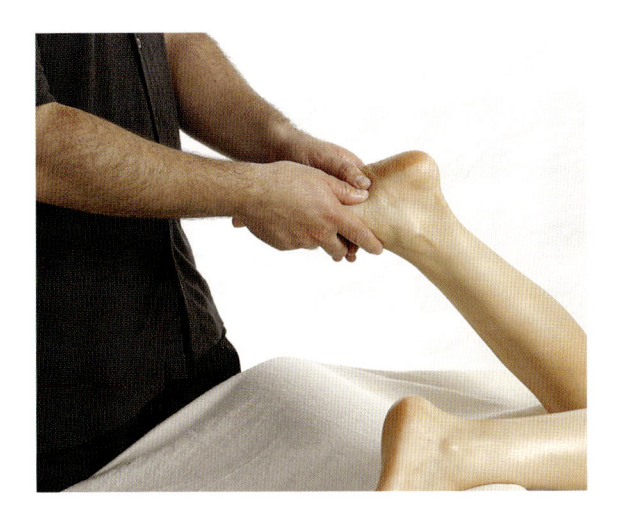

9　つま先を背屈させてストレッチする（足底の筋膜リリース）。
10　最後に腓腹筋と足底のストレッチをおこなう。

Chapter 28
FIBROMYALGIA SYNDROME

線維筋痛症

　線維筋痛とは、関節、筋肉、腱、皮節、その他の軟組織の激しい痛みのことである。**線維筋痛症（FMS）** に関連したその他の症状としては、疲労感、朝起きたときの体の硬さ、睡眠障害、頭痛、意欲の低下、手足の感覚の鈍さ、うつ、不安などがあげられる。もっとも一般的な症状は、日常生活に支障をきたすほどの疲労感、慢性的な筋肉と関節の痛み、健忘症、神経過敏、うつである。男性よりも女性に多い病気で、35～60歳の間に発症することが多いが、まれに10代で発症することもある。トリートメント法には、低用量処方薬、運動、イメージ療法、マッサージ・セラピー、カウンセリング、ストレス・マネジメント、支援グループ活動などがある。

マッサージをおこなう際には、以下のような点に注意すること。
- 圧痛点はかなり過敏である可能性が高いため、施術中は常にクライアントとコミュニケーションをとること。
- 線維筋痛症クライアントは疲れやすいため、様子に注意し、痛みを許容できないとなったときは施術を中止すること。
- 長く、ゆっくりとした手の動きを中心に施術をおこなうこと。
- 施術は静かな環境でおこなうこと。
- 線維筋痛症と直接関わっているとされる圧痛点は全身に18～20ある。クライアントの同意が得られるようであれば、それぞれを30～60秒間圧迫するとよい。

　この章で学ぶマッサージは以下のような適応症に効果がある。ただしいくつかの禁忌項目があるので、そのような場合にはマッサージをおこなってはならない。

適応症
- 過労
- 筋圧痛
- 動作に関連した圧痛点
- 頭痛
- 不安

禁忌
- ウィルス性の疾患、または似た疾患
- 癌の既往歴
- 開いた傷口

マッサージの手順

マッサージ手順：仰臥位（15分間）

注 このマッサージは、着衣でも可

1. 後頭骨下縁を持ち、けん引する。このとき、後頭骨下縁の両側にある圧痛点に触れるようにすること。

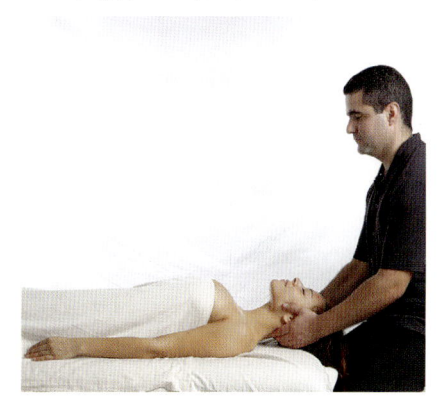

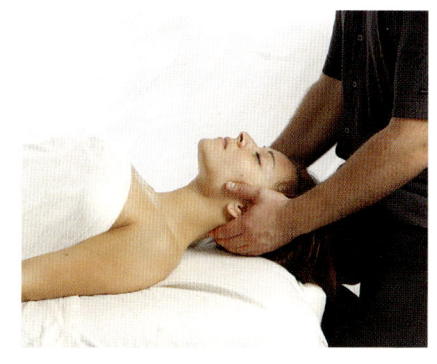

2. 顎を胸に近づけて首をストレッチする。

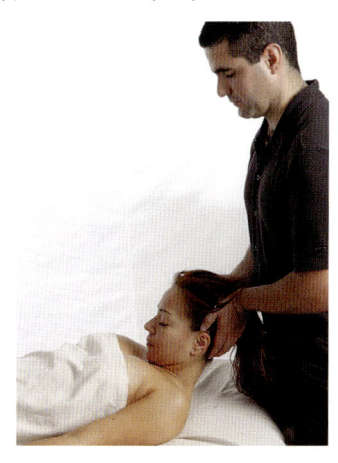

3 角度をつけながら、首を横方向にストレッチする。無理に引っ張らないよう注意すること。

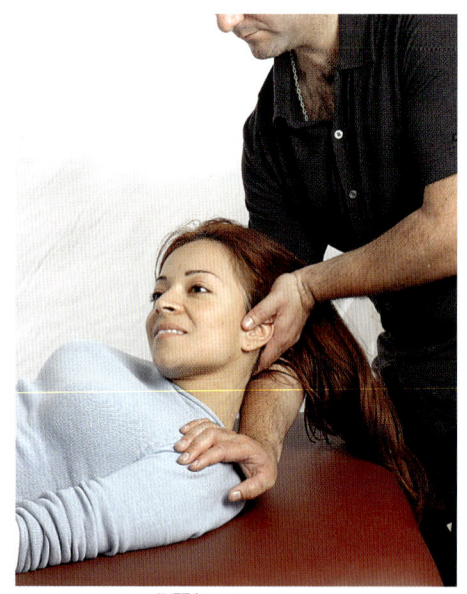

側頸部のストレッチ

4 額を横方向にさする。
5 咬筋と側頭筋の周囲にゆっくりとサーキュラー・フリクションをおこなう。つづいて顎関節と咬筋のストレッチをおこなう。
6 下顎の後ろに位置する胸鎖乳突筋の頂上の圧痛点を圧迫する。
7 両肩に掌を当て、均等に力を加えながら押し下げる。そのまま30秒保持し、その後やさしく揺らすようにする。
8 肩の中央(僧帽筋上部)にある圧痛点を圧迫する。
9 胸鎖乳突筋の下部(胸鎖)の圧痛点を押さえる。
10 腕を持ち上げ、下、上、外側の可動域に沿って動かす(内側には動かさない)。
11 上腕骨外上顆にある圧痛点を押さえる。

28章　線維筋痛症

12 全身をリラックスさせることをイメージしながら、手をやさしくマッサージする。

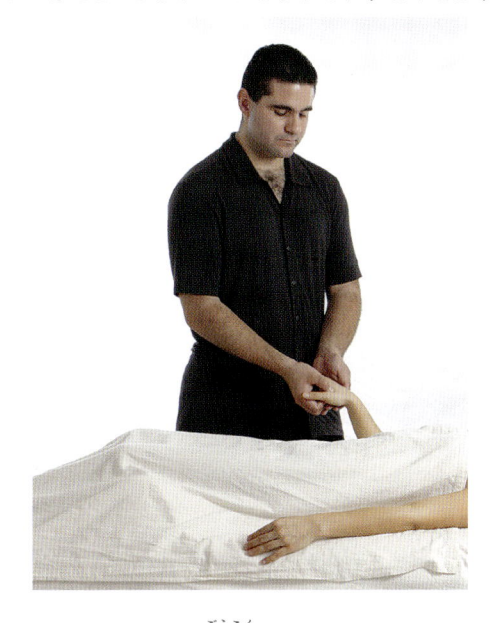

13 親指と人差指の間にあるツボ、**合谷**（ごうこく）を押す。

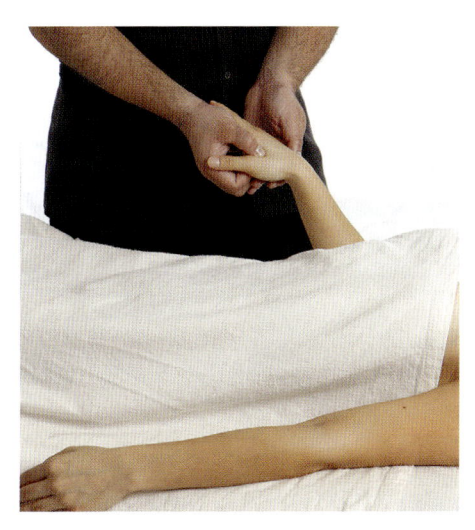

14 肩の上から手にかけて、ゆっくりと指先でなでる。

15 みぞおち（横隔膜）にそっと手を当て、やさしく揺らす。このとき、もう片方の手を額に当ててもよい。

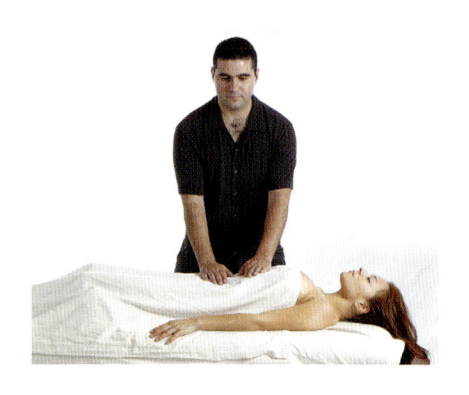

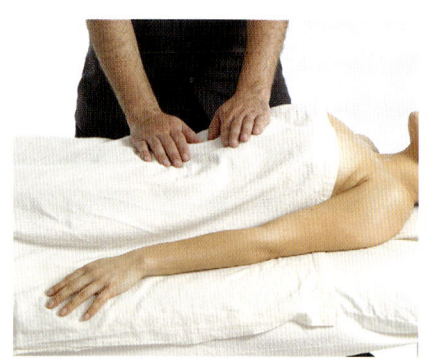

16 両足をけん引する。
17 足をやさしくゆっくりとマッサージする。中足骨も同様に。強く押したり、圧力をかけたり、深部へのフリクション・マッサージはおこなわないこと。

マッサージ手順：腹臥位（15分間）

1 アキレス腱をストレッチする。

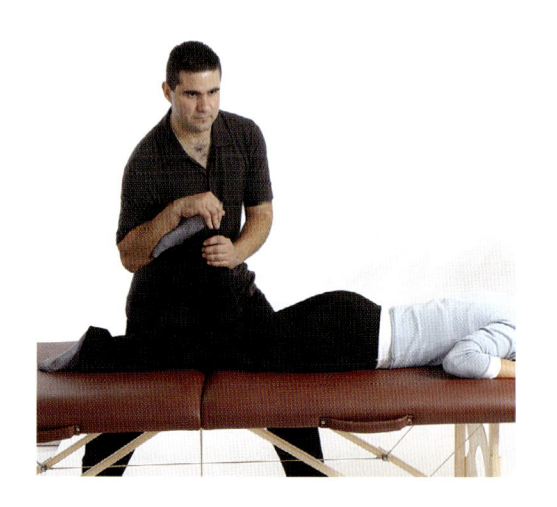

2 膝を90度に曲げた状態で、軽く揺らす。

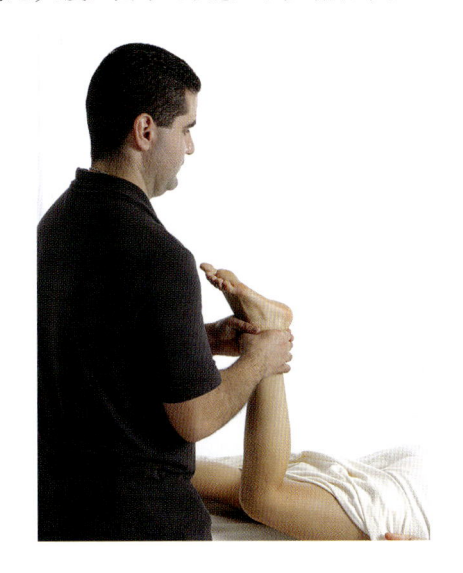

3 坐骨切痕にある圧痛点を押し、つづいて大転子の圧痛点を押す。
4 臀部の上から足にかけて、ゆっくりと指先で軽くなでる。

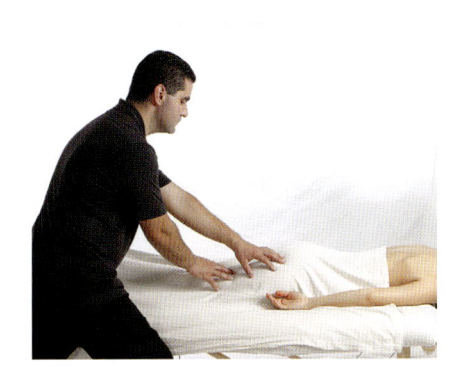

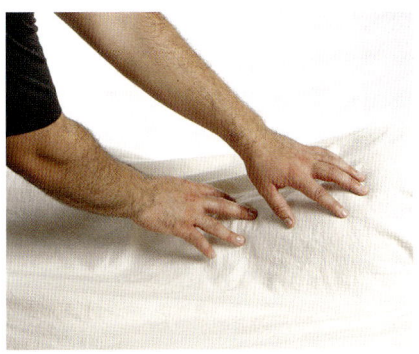

第2部　疾患別トリートメント方法

5　掌を使って腰のストレッチを4回おこなう。

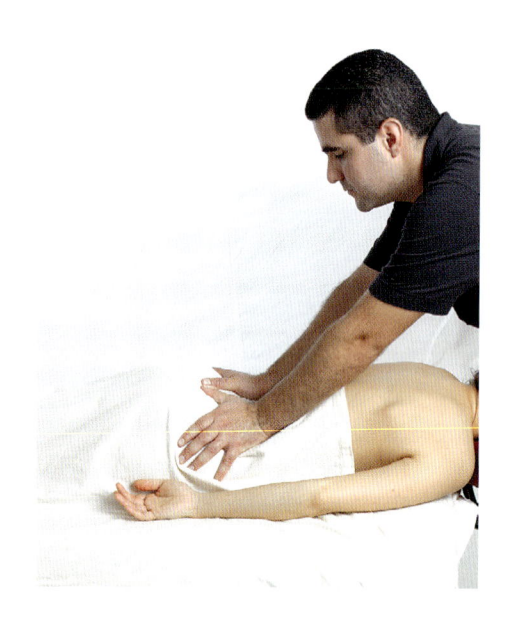

6　僧帽筋を軽くにぎって圧迫する。

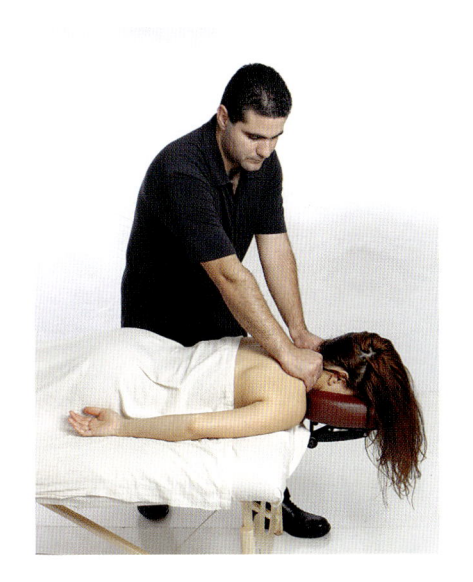

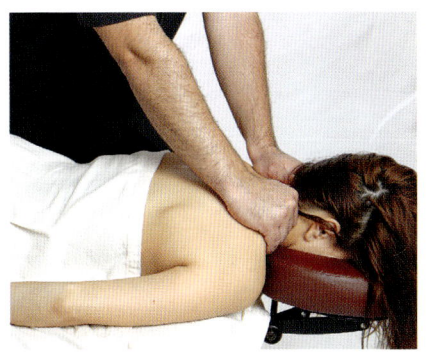

7 菱形筋にある圧痛点（肩甲骨内線付近）を圧迫する。

8 脊柱の横に沿って、手の側面で上から下へウィズ・ファイバー・フリクションをおこなう。

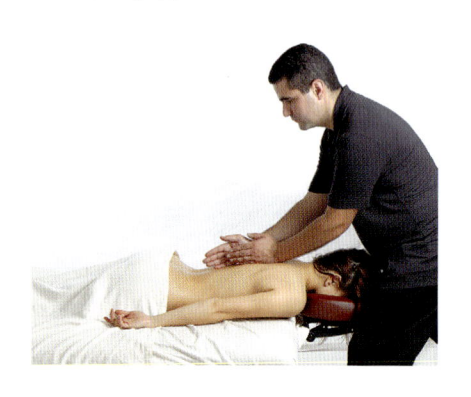

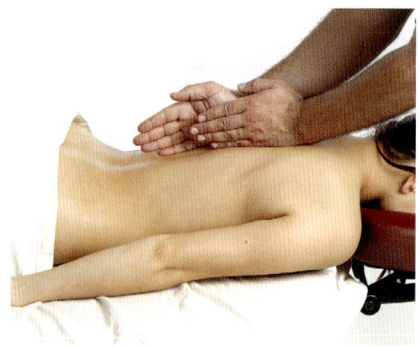

9 腸骨稜の頂上にある圧痛点を圧迫する。

10 首の後ろをつまみ、つづいてストレッチする。

11 仙骨をけん引する。

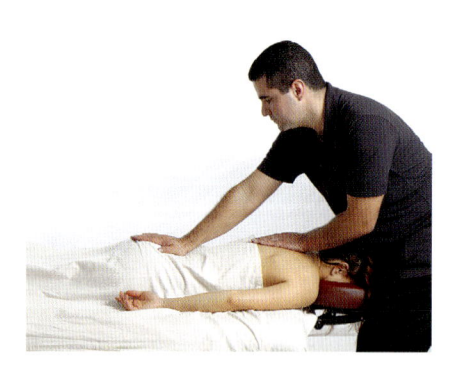

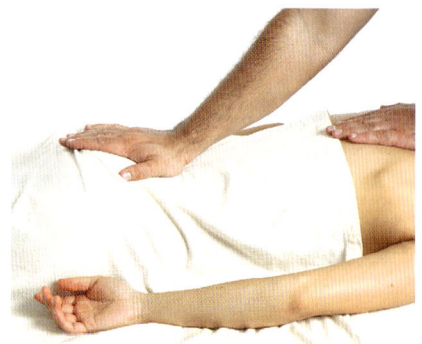

12 指先を使い、肩から下へ、足先まで、ゆっくりと、長いストロークで軽くなでる（両側各2回ずつ）。

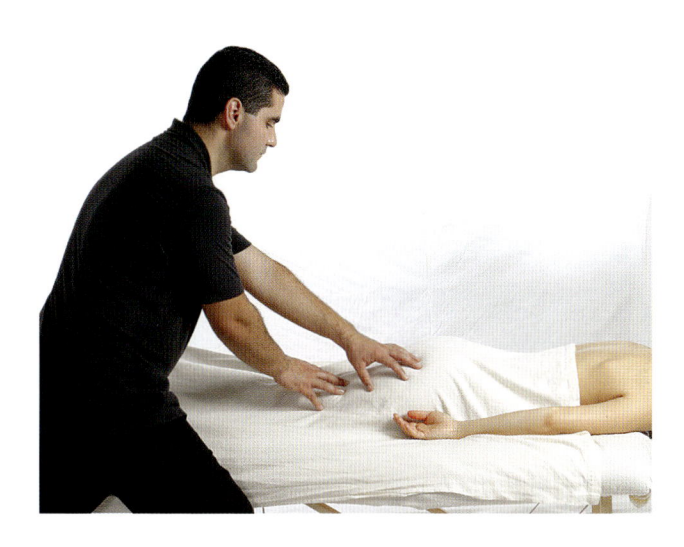

13 片手を腰に、もう片手を胸部に置き、やさしく体を揺する。つづいて、約1分間保持する。

第3部
マッサージ効果を高めるストレッチ

　ストレッチにはさまざまなスタイルやテクニックがある。目的は、筋線維の伸展、柔軟性、血流、関節可動域（ROM）の増加、そして怪我のリスクを減らすことである。ここで紹介するストレッチは、ディベロップメンタル・ストレッチ（発展的ストレッチ）、スタティック・ストレッチ（静的ストレッチ）、**固有受容性神経筋促通法（PNFストレッチ）**、そしてイージー・ストレッチである。勢いをつけた**バリスティック・ストレッチ**、**脊柱の回転運動**は禁忌である。

　ストレッチは通常、怪我をふせぐためにおこなわれるものであるが、まちがった方法でおこなえば、逆に怪我をまねくことになってしまう。ストレッチをする前に、少なくとも2～3分はウォーキングなどのウォームアップをおこなうべきである。そうすることで血流がよくなり、筋肉も伸びやすい状態になる。また、ストレッチはエクササイズの前後に必ずおこなうべきである。乳酸の蓄積をふせぎ、トリートメントに要する時間を減らし、可動域（ROM）を良好に保つことになる。

　マッサージの一環としてストレッチをおこなう場合は、必ずマッサージの最後におこなうこと。筋肉があたたまって酸素を取り込んだ状態であれば、ストレッチの効果も高まる。

　すべてのストレッチがよい結果をもたらすとは限らない。弾みをつけたバリスティック・ストレッチは筋線維に微細な傷を生じさせ、これが瘢痕組織に発展すると関節の可動域（ROM）が減少してしまう。

　これから紹介するストレッチは、マッサージ効果を高めることができる。

胸筋のストレッチ
次のマッサージと並行しておこなうと効果が高まる。
- 胸郭出口症候群
- 五十肩
- 腱板断裂
- 脊柱後彎症
- 脊柱側彎症

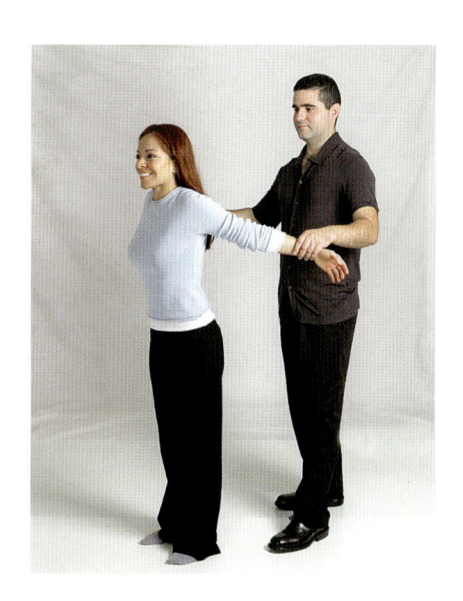

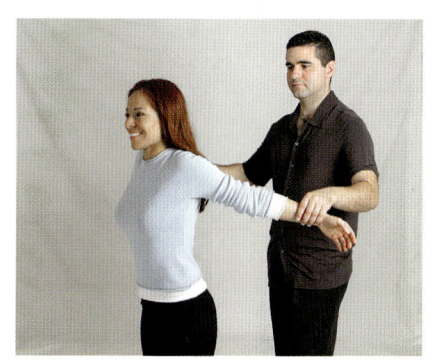

ハムストリングスのストレッチ
次のマッサージと並行しておこなうと効果が高まる。

- 脊柱前彎症
- 腰痛
- 腸腰筋の障害
- 梨状筋症候群(坐骨神経痛)
- 大腿四頭筋の機能障害
- 腸脛靱帯炎
- 膝蓋大腿関節障害

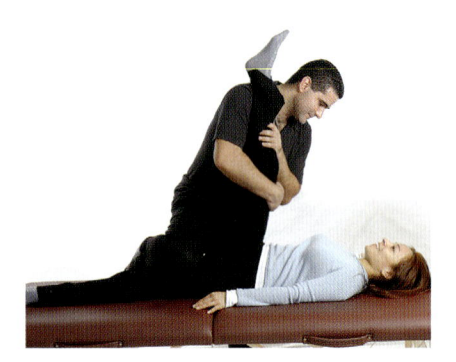

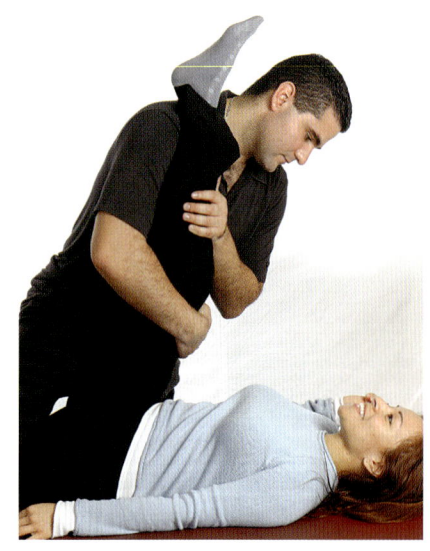

梨状筋のストレッチ
次のマッサージと並行しておこなうことができる。

- 脊柱前彎症
- 腰痛
- 腸腰筋の障害
- 梨状筋症候群（坐骨神経痛）

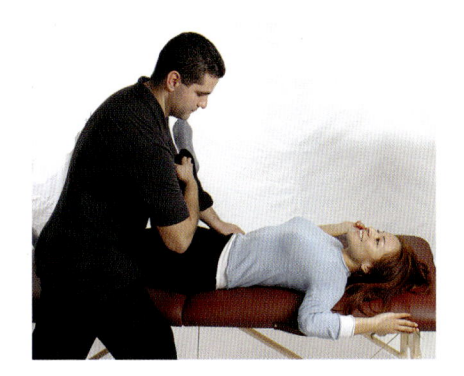

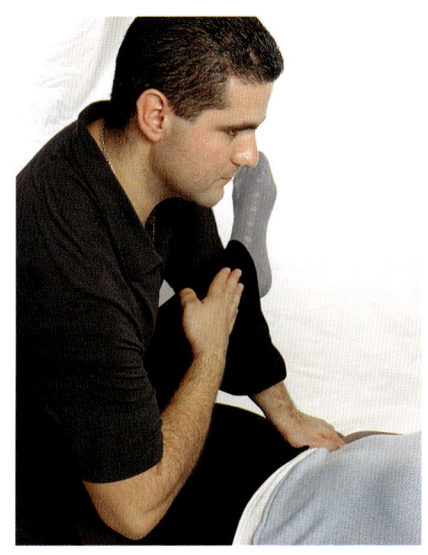

回旋筋腱板のストレッチ
次のマッサージと並行しておこなうと効果が高まる。

- 胸郭出口症候群
- 五十肩
- 回旋筋腱板断裂

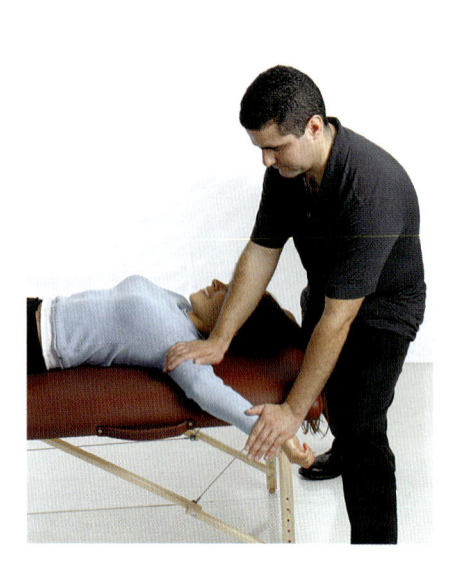

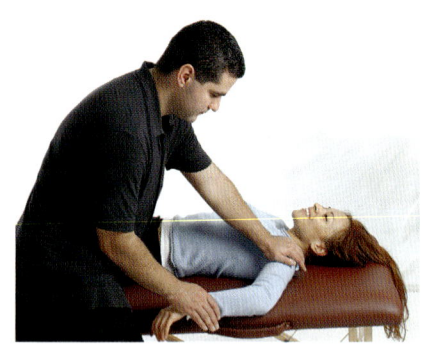

腸腰筋のストレッチ
次のマッサージと並行しておこなうことができる。

- 腰痛
- 脊柱前彎症
- 腸腰筋の障害
- 脊柱側彎症
- 大腿四頭筋の機能障害

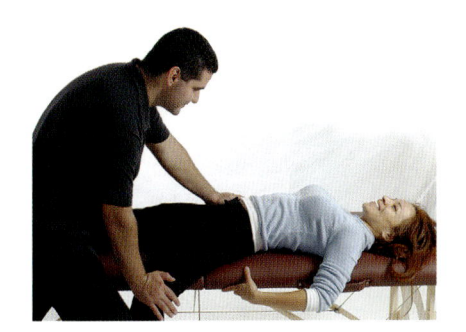

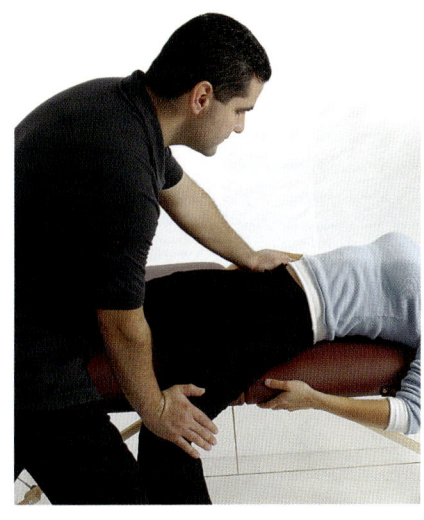

大腿四頭筋のストレッチ

次のマッサージと並行しておこなうと効果が高まる。

- 大腿四頭筋の機能障害
- 腰痛
- 脊柱側彎症
- 脊柱前彎症
- 梨状筋症候群（坐骨神経痛）
- 腸脛靱帯炎
- 膝蓋大腿関節障害

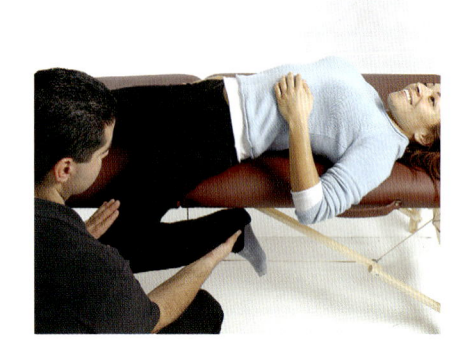

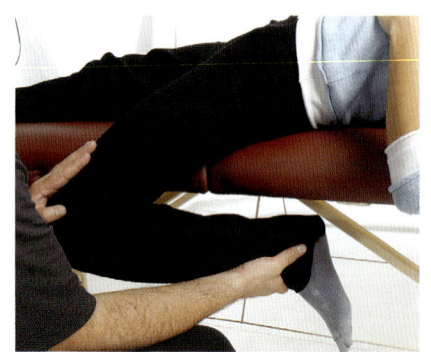

頸部のストレッチ
次のマッサージと並行しておこなうことができる。

- 頭痛
- 偏頭痛
- 胸郭出口症候群
- 斜頸
- むち打ち症
- 腱板断裂
- 脊柱後彎症
- 脊柱側彎症

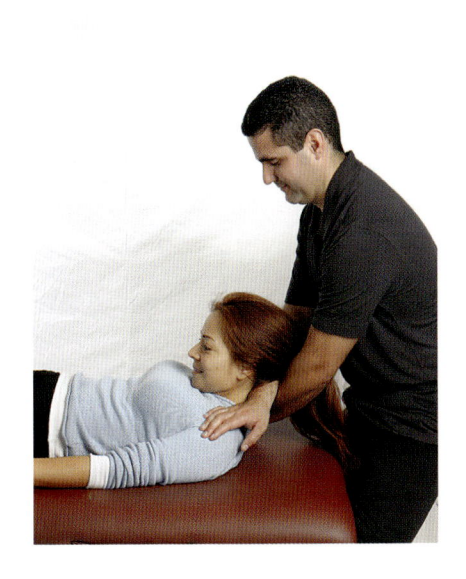

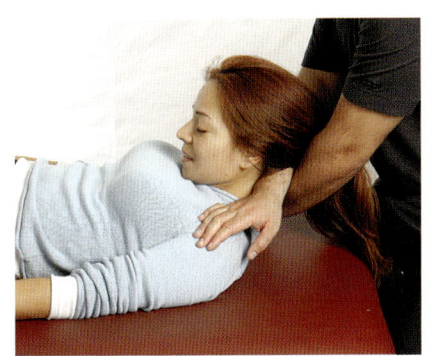

側頸部のストレッチ

次のマッサージと並行しておこなうと効果が高まる。

- 頭痛
- 偏頭痛
- 胸郭出口症候群
- 斜頚
- むち打ち症
- 回旋筋腱板断裂
- 脊柱後彎症
- 脊柱側彎症

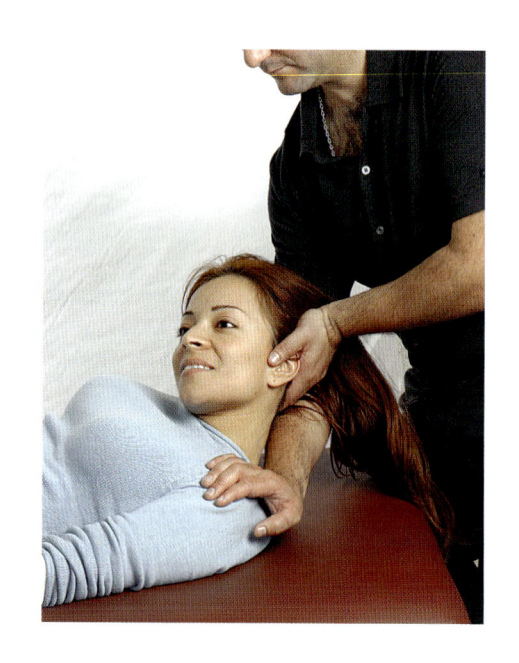

腓腹筋のストレッチ
次のマッサージと並行しておこなうと効果が高まる。
- 梨状筋症候群（坐骨神経痛）
- 大腿四頭筋
- 腸脛靱帯炎
- 膝蓋大腿関節障害
- 過労性脛部痛（シンスプリント）
- 足底筋膜炎

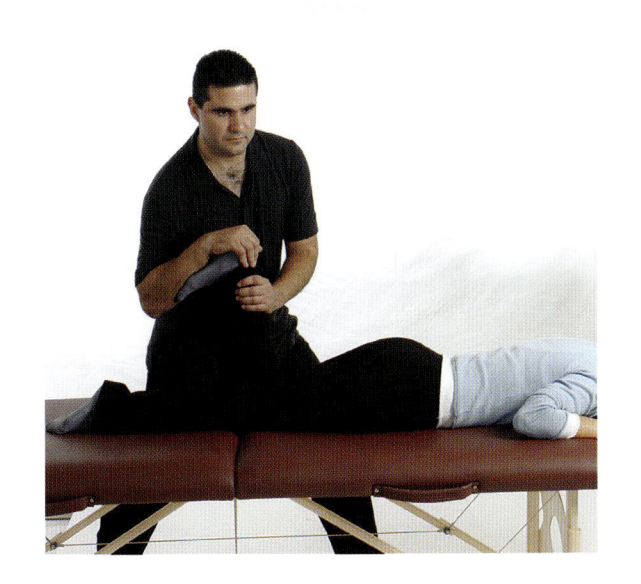

背中のストレッチ
次のマッサージと並行しておこなうと効果が高まる。

- 脊柱後彎症
- 脊柱側彎症
- 脊柱前彎症
- 腰痛

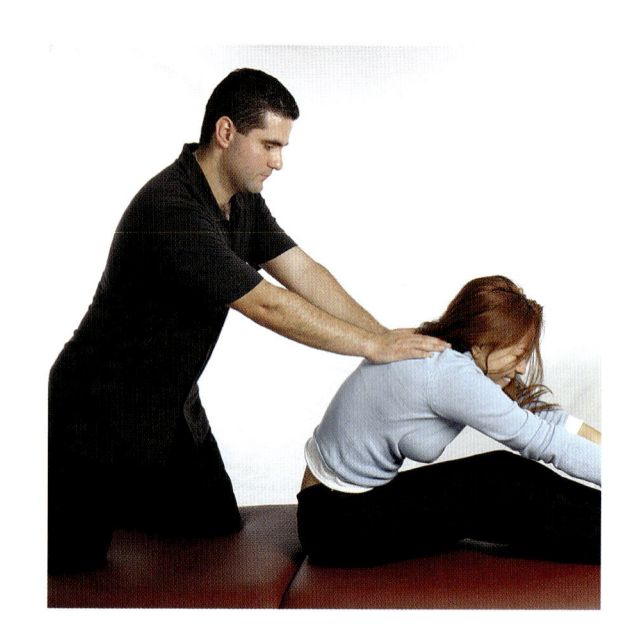

手の伸筋のストレッチ

次のマッサージと並行しておこなうと効果が高まる。

■ テニス肘（上腕骨外側上顆炎）
■ 手根管症候群

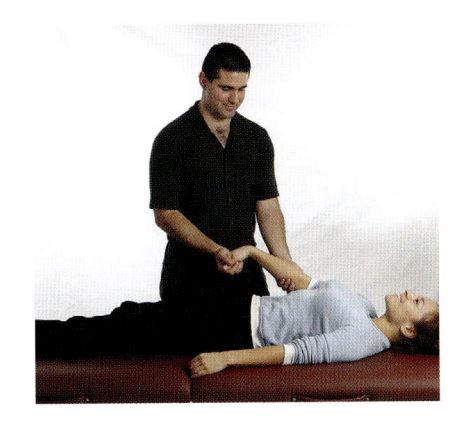

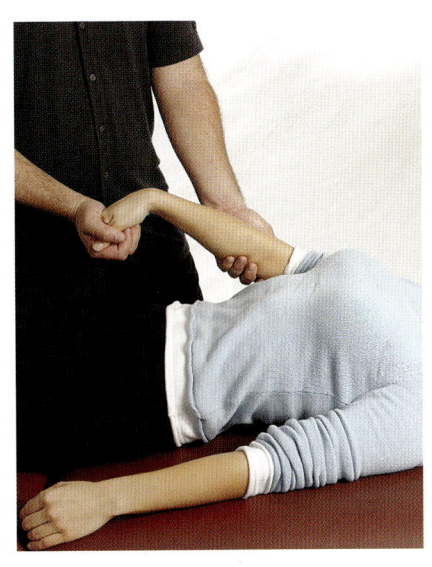

手の屈筋のストレッチ
次のマッサージと並行しておこなうと効果が高まる。

- ゴルフ肘（上腕骨内側上顆炎）
- 手根管症候群

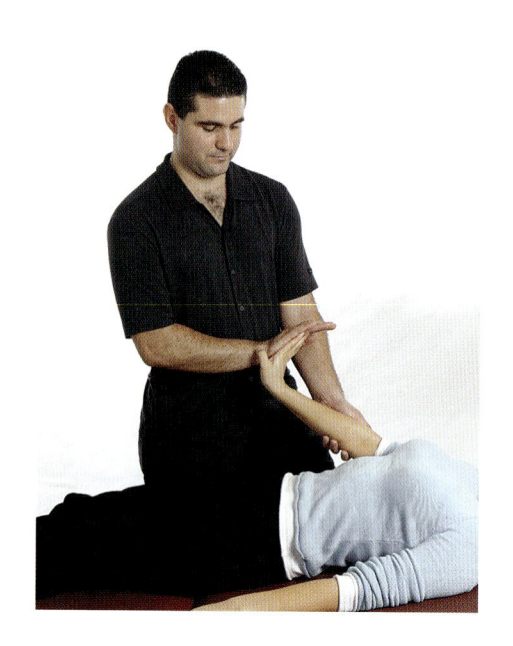

腰のストレッチ
次のマッサージと並行しておこなうと効果が高まる。

- 腰痛
- 脊柱側彎症
- 脊柱前彎症
- 梨状筋症候群（坐骨神経痛）
- 腸腰筋の障害

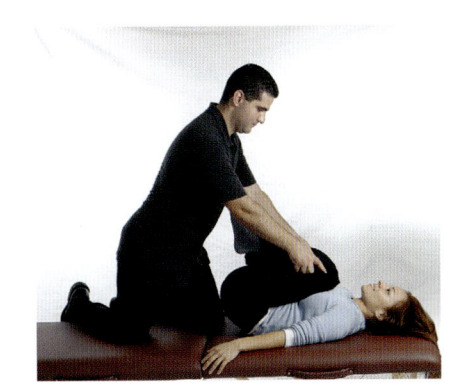

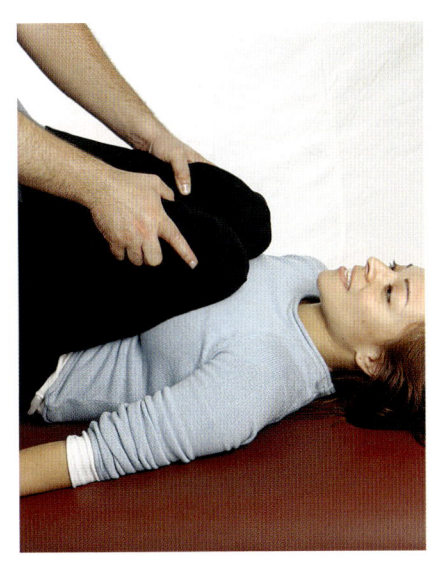

仙骨と腰のストレッチ
次のマッサージと並行しておこなうと効果が高まる。

- 腰痛
- 脊柱側彎症
- 脊柱前彎症
- 梨状筋症候群(坐骨神経痛)
- 腸腰筋の障害

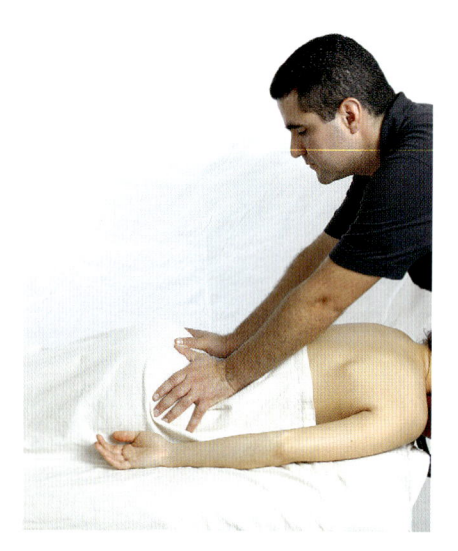

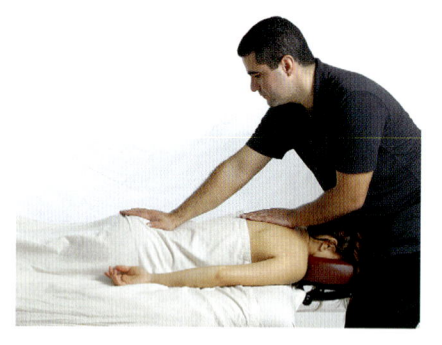

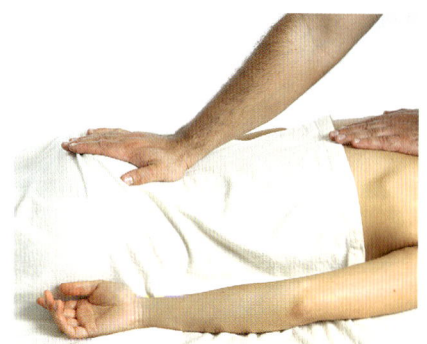

横臥位の脊柱ストレッチ
次のマッサージと並行しておこなうと効果が高まる。
- 腰痛
- 脊柱側彎症
- 脊柱前彎症
- 梨状筋症候群(坐骨神経痛)
- 腸腰筋の障害

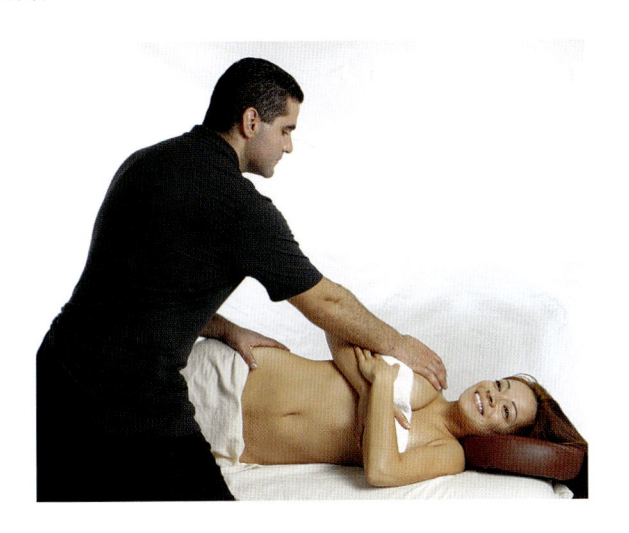

＜用語解説＞

悪姿勢が原因の脊柱後彎症　Postural kyphosis："猫背"といわれるもっとも一般的な脊柱後彎症。胸椎の自然なカーブが大きくなりすぎてしまう状態で、思春期のころに発見されることが多い。男子よりも女子に発生しやすい。

一時的な構築性側彎症　Transient structural scoliosis：脊柱側彎症の種類

ウィズ・ファイバー・フリクション　With-fiber friction：別名ストリッピングやスプレッディングとも呼ばれるマッサージ法で、筋肉の流れに沿って施していくものである。血流をよくし、瘢痕組織を壊し、筋繊維を整えるほか、このテクニックは小結節に用いられる場合が多い。小結節を取りのぞくために、誤ってクロス・ファイバー・フリクションやサーキュラー・フリクションを用いたり、直接圧迫するセラピストもいるが、このようなマッサージ方法は患部の痛みを増長させてしまうだけである。なぜ小結節にはウィズ・ファイバー・フリクションを行うべきなのか。それを知るためにはまず、小結節とは何かを理解する必要がある。

介入（Intervention）：セラピストがクライアントとコミュニケーションをとり、必要と判断された場合は第3者がトリートメントに介入すること。適切な診断、予後診で明らかになった症状の改善するために複数のトリートメント法を平行しておこなうこと。

外胚葉型（Ectomorphic）：体格を分類化したときの種類。細身。

顎関節症　Temporal mandibular joint disorder：咀嚼筋と顎関節（TMJ）が正しく機能していない状態で、頭痛、偏頭痛、耳の痛み、顎筋の違和感、顔面の痛みといった症状がみられることが多い。主な原因としては、顎や頭部、首の外傷や、関節炎などがあるが、それ以外にも、歯ぎしりや歯のかみ合わせなど、歯の問題が顎関節症の原因であることも多いとされている。いずれの場合も、早期トリートメントをおこなえば顎関節症は大幅に改善することができる。顎関節症（TMJD）の症状としては、一般に次のようなものが多い。
- ■ 顎筋の痛みがある。
- ■ 口を開け閉めする際にコキっと音がする。
- ■ 口を開けるのが困難。
- ■ 顎が動かない。
- ■ あくびや咀嚼、口を大きく開ける際に痛みがある。
- ■ 頭痛や首の痛みがあり。
- ■ 耳の奥や耳周辺の痛み（顔面まで広がることが多い）がある。

踵接地期（Heel-strike）：歩行周期の中で、踵が地面に着く瞬間。立脚相の始まりである

と同時に、遊脚相の終わりでもある。

片麻痺歩行(Hemiplegic gait)：この症状は高齢者に多く、主に脳梗塞など神経系の病気が原因となる。発作後4週間から6週間ほどで痙性(けいせい)が表れはじめ、麻痺が残ると歩行が著しく変化する。麻痺が右側の場合、右側の腕を振ることができない。右腕は力なくぶらさがっているか、あるいは痙性が残って肘が曲がったままの状態にある。遊脚相において、脚を地面から持ち上げるためには、腰を外転させ、麻痺のない側の体幹屈曲の助けをかりて、麻痺した側の骨盤を持ち上げ勢いをつける。この場合、歩幅は最低限で、麻痺した足に体重をかけずに歩行するので踵が地面に着くことがない。麻痺した足を前へ動かすために、健康な足に体重をかけて押し出すことになるのだが、このときに踵を上げてしまう。これが、足だけでなく、脚、腰、そして脊柱にさらなる負担を与えてしまうのである。

活動性トリガーポイント(Active trigger point)：硬くなった骨格筋や筋膜に発生するポイントで、圧迫すると体の他の部分に痛みを感じることがある。(関連痛)トリガーポイントには、活動性と非活動性のものがある。

可動域(ROM)　Range of motion：関節の動く範囲。

感覚異常：焼けるような感覚、チクチクするような感覚など。

患者データ　Patient history：個人に適したマッサージ治療を行うためには、あらゆる情報を詳しく知ることが重要である。患者の職種、事故の経験、初めて痛みを感じたときの状況、体に感じる些細な違和感など、細かい情報が全体像を把握するために必要だ。

機能性側彎症(Nonstructural scoliosis)：脊柱側彎症の種類。ひねりのないカーブなので治療可能。

胸郭出口症候群(TOS)　Thoracic outlet syndrome：首の下から胸部上部(胸郭出口)の神経や血管が圧迫されている、または傷を負っている状態で、主に鎖骨と第一肋骨にある前斜角筋と中斜角筋、鎖骨下筋の発育不全や肥大、または小胸筋が圧迫の原因となる。

虚血部分への圧迫(Ischemic compression)：セラピストが用いる圧迫のテクニック。

筋膜(Fascia)：筋肉を覆い、支え、分離している膜組織。皮膚と筋肉をつなげる皮下組織。

用語解説

筋膜の障害（Myofascial dysfunction）：これがおきると、徐々に姿勢の悪化をまねき、骨格のずれ、血管や神経の圧迫にもつながる。筋膜リリース（MFRマイオファーシャル・リリース）はディープティシュー・テクニックのひとつで、【筋膜だけでなく、筋肉や骨、内蔵を取り囲む周辺組織に働きかけるマッサージ方法である。

クロス・ファイバー・フリクション（Cross-fiber friction）：筋肉の主要部、起始部、付着点において、筋線維の向きに対し垂直におこなうフリクション・マッサージ。他のフリクション・テクニックにもいえることだが、クロス・ファイバー・フリクションを行うセラピストは、筋肉の起始部、付着点、筋線維の向き、危険箇所、そして骨格組織について熟知していなければならない。

結果（Outcomes）：痛みの緩和。機能障害の緩和。患者の満足。一次予防、二次予防処置も含む。

蹴り出し期　Push-off：立脚相の最後のフェーズ。踵が上がり、足の付け根に力が入り身体が前に押し出される。このとき、ふくらはぎの筋肉と股関節の伸展により身体は前方に移動する。

回旋筋腱板断裂　Rotator cuff tear：上腕骨頭に付着する4つの筋肉、棘上筋、棘下筋、小円筋、肩甲下筋の腱のいずれかが損傷すること。回旋筋腱板は、腕を上げたり回したりする際に上腕骨上端の半円部分が関節内で安定して動くための重要な役割を果たしている。回旋筋腱板断裂の症状は急に表れる場合と、徐々に表れる場合がある。急性の場合は、リフティング時の怪我や、落下や転倒で打ちつけたことが原因になりやすい。または、腱を酷使する中で徐々に症状があらわれたり、加齢により発症することもある。回旋筋腱板断裂がおこると、肩の前面から腕の内側にかけて痛みが広がる場合がある。その他の症状としては、凝り、動きにくさ、可動域（ROM）の減少などがある。

構築性側彎症　Structural scoliosis：もっとも一般的な脊柱側彎症の種類。

股関節屈曲歩行（Flexed-hip gait）：股関節包に屈曲拘縮がある場合、股関節が屈曲していると考えられる。このような屈曲拘縮は、下半身に痛みがあるために長時間座りっぱなしでいることが主な原因である。その他、股関節疾患の原因となるものとしては、神経圧迫、強い衝撃、神経筋機能障害などがある。

股関節痛を伴う歩行（Coxalgic gait）：変形性股関節症の場合、通常はなめらかな大腿骨頭が変形し、股関節の動き（正確には骨盤臼蓋窩（きゅうがいか）の大腿骨頭の動き）が制限されることから、痛みが生じる。これは特に、遊脚相で脚を前方に移動させるために腰と膝を動かす瞬間に顕著である。遊脚相の終わりに生じる腰の伸展が小さくなることが多

いため、歩幅は短くなる。股関節屈曲を制限された状態で脚を蹴り出し遊脚相に入ろうとすると、立脚相にあるもう片方の脚が爪先立ちになることが多い。屈曲の制限率と比例して歩幅は短くなる。通常歩行と比較して、膝痛や股関節痛を伴う歩行では、腰椎の屈伸の度合いと骨盤の前後の傾きは大きくなる。また、腰の痛みが動きを制限することから、胴体の横方向の移動も大きくなる傾向がある。

五十肩(Frozen shoulder)：限られた可動域（ROM）が原因で腱板の筋肉や腱が損傷をうける症状で、主な原因は組織の退化と擦り切れである。腱板は血液からの酸素や栄養素がほとんど供給されないため、加齢により退化しやすい。つまり、高齢者の肩は損傷しやすいといえる。血流がよくない部位であるため、完治まで時間がかかることが多い。主な症状は痛みとだるさ。必ずしも痛みがあるとは限らず、痛みがあると訴える人でも、わずかな痛みだと言う人が多い。五十肩は早期にトリートメントした方がよいといえる。発症後42〜72時間の亜急性期にトリートメントできるかどうかが、完治の度合いと時期にかかってくる。

骨粗しょう症(Osteoporosis)：骨密度が低いために骨の強度が弱まり、脊椎の構造にも影響することがある病気。

固有受容性神経筋促通手技（PNFストレッチ） Proprioceptive neuromuscular facilitation(PNF) technique：固有受容器の反応を利用して筋肉をストレッチする方法。PNFストレッチでは、ストレッチしたい筋肉の等尺運動（アイソメトリック運動）をおこなう。アイソメトリック・コントラクション（等尺性の収縮）のあとで筋肉をリラックスするようにすると、なにもおこなわかった場合と比べて筋肉がよりよく伸びる。別名、CRストレッチ（コントラクト・リラックス・ストレッチ）、PIRストレッチ（ポスト・アイソメトリック・リラクゼーション・ストレッチ）とも呼ばれる。

サーキュラー・フリクション(Circular friction)：主に特定の部位の血流を増加させる目的で行われ、関節や棘下窩(きょくかか)など骨の周囲に施す場合が多い。また、靭帯におこなうことで滑液の分泌をよくし、部分的な凝りを改善することができる。指先で丁寧に円を描くようにしておこない、骨の部分には直接フリクション・マッサージをおこなわないように注意する必要がある。

シンスプリント（過労性脛部痛）：骨を覆っている骨膜という薄い組織が炎症を起こすことである。

膝蓋大腿関節障害 Patellofemoral dysfunction：膝蓋骨（膝のお皿）とその下にある大腿骨の関節部分の障害。膝蓋骨は菱形に近い丸い骨で、大腿骨の前面にある同じ形の溝の中におさまっている。そして、膝蓋骨はこの溝を上下に滑ることで大腿四頭筋の動きを支える役割を果たしている。膝蓋骨に強く圧迫されその下にある大腿骨

押しつけられたり、必要以上に溝の片側をこすったりする状態がつづくと、膝蓋大腿関節障害となる。膝蓋骨の軟骨が負傷することで、炎症が起きて痛みを伴うようになるのである。

斜頚 Torticollis(wryneck)：先天的もしくは後天的に首の動きが制限され、頭部が片側に傾き、顎がもう反対側を向いている状態のことで、胸鎖乳突筋(SCM)の縮みが原因である。乳幼児の場合、胸鎖乳突筋に硬い塊のように感じられる部分があることがあり、放置すれば、可動域(ROM)が生涯制限されたままとなる可能性もある。この症状は、最大で3週間くらい持続して見られる。斜頚のトリートメント法としては、やさしいストレッチ、注射、鎮痛剤の服用、マッサージ・セラピーなどがある。

手根管症候群(Carpal tunnel syndrome)：手首の正中神経が圧迫されることで、指先に焼けるような感覚、しびれ、無感覚などの症状があらわれる疾患。特に親指、人差指、中指に症状が出やすく、握る動作が困難となるため、物を落としてしまうことも多い。

ショイエルマン病 Scheuermann's kyphosis：脊柱後彎症の種類。デンマークの放射線学者ショイエルマンが最初に報告したことから、この名前がついた。姿勢が原因の脊柱後彎症よりも重度の障害で、通常は胸椎上部に生じるが、下部の場合もある。悪姿勢のまま活動をつづけたり、長時間立ったままや座ったままでいると、症状悪化の原因となる。

上腕骨外側上顆炎（テニス肘）(Lateral epicondylitis(tennis elbow))：上腕骨外側上顆の腱が炎症を起こす疾患で、テニスをする人に多く見られる。これは、無理なバックハンドのフォームや、グリップが小さすぎることが原因である。グリップが小さいということは、その分肘に負担がかかるということであり、その結果、炎症を起こしてしまう。テニス肘を発症する人のほとんどは40代から50代だが、年齢や運動経験の有無にかかわらず発症することもある。症状は、橈骨神経の絞扼生涯と非常によく似ている。一般的なトリートメント法は、超音波やレーザートリートメント、マッサージ・セラピー、リハビリ療法、抗炎症薬の投与、ステロイド注射、または手術（痛みが1年以上つづく場合）である。

上腕骨内側上顆炎（ゴルフ肘）(Medial epicondylitis(golfer's elbow))：上腕骨内側上顆の腱が炎症を起こす疾患。手首と指を強く何度も曲げる動作から、患部の筋肉と腱に小さな裂傷が生じる。主な原因となるのは、ゴルフや、繰り返し手首を曲げたり、掴んだりする動作（過度の使用）である。症状は、上腕骨内側上顆の痛み。手首を曲げると特に痛む。一般的なトリートメント法は、抗炎症薬の投与、マッサージ・セラピー、注射、そして手術である。患部を72時間以上休息させることで、症状の進行を抑え、ある程度の治癒を期待することもできる。上腕骨内側上顆炎の発症をさけ

るためには、仕事や運動時に頻繁に休憩をとることで筋肉の状態を改善し、正しいストレッチをおこない、重い物を押したり引いたり、掴んだりする動作は制限した方がよい。

神経根炎（Irritated nerve roots）：腰痛の原因のひとつ。

シンスプリント（過労性脛部痛） Shin splints(medial tibial stress syndrome)：骨を覆っている骨膜という薄い組織が炎症を起こすこと。足のすね（脛骨）の内側の後ろが患部となり、痛みは7〜10センチ程の範囲にわたる。原因は、エクササイズなど過度の使用によるものである。

診断（Diagnosis）：資格を持つ医療従事者による、病状、症状についての判断。

脊髄神経根炎 Spinal nerve irritation：腰痛の原因のひとつ。

脊柱起立筋挫傷（Erector spinae strain）：最長筋、棘筋、腸肋筋の負傷で腰の痛みが悪化すること原因となる。

脊柱後彎症（Kyphosis）：胸椎が前から見てくぼんでいるように彎曲している状態である。通常、大きく"背中が曲がった"ように見える症状を脊柱後彎症と呼ぶ。レントゲン写真をとることで、彎曲の度合いを測ることができる。50度以上のカーブは異常だとされる。

脊柱前彎症（Lordosis）：腰椎が前方に凹んでカーブしている状態である。首の骨に見られる場合もあるが、腰椎で発症することがもっとも多い。腰椎の脊柱前彎症は痛みを伴うことも多く、動き方や姿勢、内臓器官に影響を及ぼすこともある。

脊柱側彎症 Scoliosis：脊柱が側面にカーブし、同時に回転も生じている複雑な変形。進行性の場合は、患部の脊椎と棘突起がカーブしている方向に回転していく。カーブしている側の肋骨は距離が近くなり、反対側はもっと離れている。

脊柱の回転運動 Spinal torquing：背骨によくないストレッチ方法。

脊椎すべり症 Spondylolisthesis：脊椎骨のひとつが前にずれてしまう疾患。腰椎で起きることが多い。

脊椎椎体・椎間板炎（Discitis）椎間板に炎症が起きる疾患。

線維筋痛（Fibromyalgia）：関節、筋肉、腱、皮節、その他の軟組織の激しい痛み。線維筋痛症（FMS）に関連したその他の症状としては、疲労感、朝起きたときの体の硬さ、

睡眠障害、頭痛、意欲の低下、手足の感覚の鈍さ、うつ、不安などがあげられる。もっとも一般的な症状は、日常生活に支障をきたすほどの疲労感、慢性的な筋肉と関節の痛み、健忘症、神経過敏、うつである。男性よりも女性に多い病気で、35～60歳の間に発症することが多いが、まれに十代で発症することもある。トリートメント法は、低用量処方薬、運動、イメージ療法、マッサージ・セラピー、カウンセリング、ストレス・マネジメント、支援グループ活動などがある。

潜在性トリガーポイント（Latent trigger point）：トリガーポイントの種類。圧迫したときに痛みが生じるが、関連痛を引き起こすことはない。ポイントの周辺部に痛みが広がることもあるが、広がらないこともある。

仙腸関節の痛みを伴う歩行　Sacroiliac gait：通常歩行では、仙骨と腸骨が動く。これらの骨はほぼつながっているのだが、歩行時に骨と骨の間にわずかな動きが生じるのである。仙腸関節に問題があると、歩行が少し前かがみになり、骨盤の動きも少なくなる。骨盤の動きが制限されれば、歩幅も短くなる。

先天性の脊柱後彎症（Congenital kyphosis）：脊柱後彎症の種類。子宮内にいる胎児の脊柱が正しく成長せず、骨の奇形や脊椎の融合がおきることがある。乳児として成長するにつれ脊柱後彎症として症状が進行すれば、幼いうちに手術が必要な場合がある。

足底筋膜炎　Plantar fasciitis：足底筋膜と呼ばれる足裏のアーチを支える薄く丈夫な組織が炎症を起こす症状。足底筋膜の微細な裂傷が繰り返し起きると、違和感や痛み、瘢痕組織の形成につながる。別名、踵骨骨棘とも呼ばれるが、踵の骨増殖が原因とは限らない。

大腿四頭筋の機能障害　Quadriceps dysfunction：これがおきると、脚に力が入らない、感覚異常、膝や腰の可動域（ROM）の減少、筋けいれんなどに発展する。機能障害の原因はさまざまで、外傷、運動不足、過度の使用、筋挫傷、その他大腿に関わる病状などが考えられる。症状としては、無感覚、チリチリするような感覚、膝の痛み、けいれんなどがある。大腿四頭筋は4種類あるが、その中でも股関節をまたがっている大腿直筋がもっとも負傷しやすい。

中胚葉型（Mesomorphic）：体格を分類化したときの種類。筋肉質。

腸脛靭帯炎（Iliotibial band disorder）：大腿骨の上を通る腸脛靭帯（IT-Band）が摩擦により炎症を起こしてしまう状態。膝の負傷がきっかけとなることもあるが、多くの場合は長期にわたる過度の使用（スポーツ選手のトレーニングなど）が炎症の原因となる。症状としては、動いたときの膝の外側の痛みまたは焼けるような感覚、腰の側面

から膝の外側にかけて広がる痛みなどがある。また、膝の曲げ伸ばしをしたときに弾けるような感覚がある場合もある。一般的なトリートメント法は、マッサージ・セラピー、ストレッチ、休養、手術など。

腸腰筋の障害(Iliopsoas disorder)：腸腰筋は股関節にある筋肉で、姿勢を保つため、また腰を曲げるための重要な役割を果たしている。大転子とつながっている外転筋が麻痺した際には腸腰筋がその代わりとなるという研究もあることから、股関節屈筋を減らすことになったとしても骨盤を安定させることの方が重要であるといえる。腸腰筋の衰えや短縮は、腰の痛みにつながるのである。

頭痛(Headache)：原因となりえるのは、外傷、ストレス、睡眠障害や睡眠時の悪姿勢、コンピューターの長時間使用、人間工学的な問題、姿勢の悪さ、脊椎間の円盤の神経圧迫、首の関節炎など。痛みの度合いはさまざまで、ごく軽いものから、焼けるような激しいものまである。

ディープ・トランスバース・フリクション(Deep transverse friction)：ジェームズ・シリアックスが広めたことで有名なマッサージ法。筋肉、腱、靭帯の繊維組織を広げ、繊維性癒着を取りのぞくことで筋肉の動きを正常に戻すものである。クロス・ファイバー・フリクションとディープ・トランスバース・フリクションは同じだという意見も多いが、著者の意見としては、ディープ・トランスバース・フリクションはクロス・ファイバー・フリクションよりも深部に働きかけることで筋肉の細部に届く。そして、手の伸筋への施術が前腕の回転を改善する結果になるなど、筋肉の連動をよくすることができる。
また、ディープ・トランスバース・フリクションで意図的に組織に損傷を与えることで、次のような結果を出すこともできる（施術は最長15分間までとすること）。
■結合組織の再建
■血流の増加
■一時的な無痛覚症
■可動域(ROM)の増加

凍結療法(Cryotherapy)：氷を用いておこなうマッサージ。感覚の麻痺、血管収縮が目的。

トリガーポイント Trigger point：神経が敏感な部位で、圧迫すると痛みを感じるポイント。放置すれば筋肉に障害が出ることや、慢性症状を引き起こすこともある。

内胚葉型(Endomorphic)：体格を分類化したときの種類。太目。

軟骨形成不全症(Achondroplasia)：遺伝性の成長異常疾患。小人症の原因ともなる。

人間工学：人間の身体的特性に適合した物、正しい姿勢を促す物などを設計する学問。

用語解説

馬尾症候群（Cauda equine syndrome）：脊髄の下部、腰にある神経根の束の疾患。突然の失禁、便失禁を引き起こすこともある。

パーキンソン病患者の歩行　Parkinson's gait：パーキンソン病は中枢神経系に大きな影響を与えるので、歩行も変化する。主に高齢者に見られる病気で、薬物治療が行われる場合が多い。パーキンソン病患者の立ち姿勢は、体幹がわずかに前に傾斜し、膝と腰も曲がっている。また、常に全身にふるえが見られることもある。歩行時は、腕の振りはないことが多く、体幹が左右に大きく揺れる。歩行に影響する度合いは、病気の重症度や表れ方によって異なる。

パーム・フリクション　Palm friction：片手もしくは両手の掌を使っておこなうフリクション・マッサージで、ディープ・トランスバース・フリクションほど深部に働きかけるものではない。大腿四頭筋、広背筋、僧帽筋などの大きな筋肉におこなうもので、広い範囲の血流をよくし、凝りをほぐし、組織の柔軟性を高めることが目的である。

バリスティック・ストレッチ（Ballistic stretching）：弾みをつけるようにおこなうストレッチ。このようなストレッチは筋線維に微細な傷を生じさせ、これが瘢痕組織に発展すると関節の可動域（ROM）が減少してしまう。

非活動性トリガーポイント（Inactive trigger point）：圧迫しても痛みはなく、痛みを引き起こすこともない。ただし、過度に刺激を与えつづければ、活動性になりえる。

膝痛を伴う歩行　Painful-knee gait：膝の硬さや膝痛のひとつの原因は、変形性関節症などの関節疾患だ。膝に負担がかかると痛みが生じるため、無意識に大腿四頭筋を収縮させ膝の動きを最小限にして歩行するのである。その結果、体重が外側にかかり、アヒルのような歩き方になる。このとき、脚の内側面は前方を向いているので、膝の屈伸をさけながら足底を地に着けることができるが、そのかわり骨盤が通常より大きく回転しているはずである。

肥満（Obesity）：脊柱前彎症の原因ともなる。体重が重い人がバランスをとるために背中を後ろにそらした姿勢をつづけると、脊柱のカーブが大きくなりすぎることがある。

フリクション（Friction）：指、掌、指関節、肘などを強く動かしながら軟組織に働きかけるマッサージ。体の凝りや瘢痕組織、小結節などの影響で、血流の悪くなっている部分、可動域（ROM）がせまい部分、感覚がにぶい部分を楽にすることが目的である。フリクション・マッサージは軟組織にのみ行う施術で、けっして骨の上でおこなってはならない。フリクション・テクニックには、次の種類がある。
　■クロス・ファイバー・フリクション
　■ディープ・トランスバース・フリクション

■サーキュラー・フリクション
■パーム・フリクション
■ウィズ・ファイバー・フリクション

分析(Evaluation)：資格を持つ施術者(医師、カイトプラクター、理学療法士)が、問診と診察で得た情報から医学的な判断にいたるまでのプロセス。

偏頭痛(Migraine)：何もする気がおきなくなるほどのひどい頭痛。原因となるのは、神経、神経筋、血管、または栄養学的な問題などである。英語で偏頭痛を指す《migraine》という言葉は、"頭の片側だけの痛み"を意味するギリシャ語の《hemikranion》が語源となっている。

便秘(Constipation)：便が大腸を通過できず、正常に排泄できない状態。

歩行周期(Gait cycle)：歩行の際に繰り返されるパターンのことで、1周期は2歩で形成される。通常の歩行周期には、主に2つのフェーズがある。足が地に着いているときの立脚相と、宙に浮いているときの遊脚相である。

むち打ち症 Whiplash：首の軟組織の損傷で、首の筋違いやねんざとも表現される。むち打ち症の症状は、車の衝突事故など、急激な首の曲げ伸ばしの後に表れることが多く、椎間関節、椎間板、靱帯、首の筋肉や神経根などが損傷を受ける。事故直後は首の痛みがなくても、後から表れることがある。

問診(Interview)：病状や怪我を特定するためにクライアントに綿密な質問をすること。

遊脚相 Swing phase：歩行周期の2つのフェーズのうち、足が地面に着いている間を立脚相、宙に浮いている間を遊脚相とよぶ。遊脚相は、足のつま先が地面から離れた瞬間にはじまり、踵が着く瞬間に終わる。歩行周期の40％は遊脚相となる。片脚が遊脚相にあるときは、もう片方の脚は立脚相にある。(遊脚相が全体の50％以下となる理由は、両脚が地面に着いている時間があるからである。)遊脚相は一般的に、初期、中期、後期に分けられる。

予後診断 Prognosis：診療行為によりどの程度の改善が見込まれるか、そして、そこに到達するまでの期間。

腰痛(Lumbago)：腰の痛み。

梨状筋症候群（坐骨神経痛） Piriformis syndrome(sciatica)：梨状筋が坐骨神経を刺激し臀部から大腿の後ろにかけて痛みが生じる状態。多くの場合、もっとも痛むの

は臀部の奥で、座る、階段を上がる、しゃがむなどの行為で痛みが増す。

立脚相　Stance phase：歩行周期の2つのフェーズのうち、足が地面に着いている間を立脚相、宙に浮いている間を遊脚相とよぶ。立脚相は、踵が地面に着く踵接地期にはじまり、同じ足のつま先が地面を離れる瞬間で終わる。歩行周期の60%はこの立脚相となる。基本的に、片脚が立脚相にあるときは、もう片方の脚は遊脚相にある。(両脚が地面に接地している間をのぞく。この、両脚が地面に接している時間があるからこそ、50%以上が立脚相となる。)

立脚中期(Mid-stance)：歩行周期の中間地点。足底が地面にぴったりと着き体重が脚全体にかかっている状態。

【あ】

亜急性の外傷 …… 45
亜急性の損傷 …… 148
亜急性のむち打ち症 …… 53
悪性腫瘍 …… 26
顎ワイヤー …… 43
ウィズ・ファイバー・フリクション
　　…… 22〜23
うつ …… 45, 84, 152
うっとうしい痛み …… 12, 67, 73
大きな胸 …… 45, 84
オーラ …… 36

【か】

外傷 …… 32, 49, 152
回旋筋腱板断裂 …… 62〜66, 163, 166, 169, 170
介入 …… 11, 178
外胚葉型 …… 5
踵接地期 …… 2
顎関節症（TMJD）…… 42〜44
下肢の脱力 …… 109
下前腸骨棘（AIIS）…… 99
肩こり …… 62
肩の負傷 …… 57
片麻痺歩行 …… 4, 179
活動性トリガーポイント …… 13
可動域（ROM）…… 18, 19, 32, 38, 53, 58, 62, 67, 73, 109, 132, 136, 140, 144
過度の使用 …… 45, 73, 78, 79, 132, 136, 144
体のゆがみ …… 91, 132
過労性脛部痛（シンスプリント）
　　…… 144〜147, 171
感覚異常 …… 64, 171, 178
患者データ …… 7
関節炎 …… 79
関節の負傷 …… 108
関節リウマチ …… 93
感染症 …… 45
顔面全体のひどいにきび …… 43
既往歴
　癌 …… 57, 84, 109, 117, 152

血管障害 …… 132
血栓 …… 148
心臓疾患 …… 62, 67, 73
脳卒中 …… 36, 49, 67, 73, 91
基本の診察
　基礎用語 …… 11
　診察 …… 5〜7
　問診 …… 7
　歩行パターン …… 2〜5
急性外傷 …… 32, 126
急性関節リウマチ …… 26
急性骨折 …… 57
急性損傷 …… 132, 144, 148
急性椎間板ヘルニア …… 49, 53
急性の筋挫傷 …… 99
急性の靭帯損傷 …… 140
急性のねんざ …… 99
急性の膝の捻挫 …… 136
急性浮腫 …… 140
胸郭出口症候群（TOS）…… 45〜48, 163, 166, 169, 170
胸鎖乳突筋（SCM）…… 39, 49, 51, 55
棘下筋 …… 59
虚血部分への圧迫 …… 15
虚脱感 …… 62
筋圧痛 …… 152
筋けいれん …… 132, 140
筋挫傷 …… 109, 117, 132
筋肉の緊張 …… 136
筋肉のけいれん …… 42, 99, 108, 126
筋肉の衰弱 …… 65, 67, 132
筋膜リリース（MFR）…… 24〜29, 59, 88, 117, 145
　健康な筋膜 …… 24
　マッサージ方法 …… 24
　禁忌 …… 26
　ディープティシュー筋膜リリース
　　…… 26〜29
首の痛み・頭痛 …… 32〜35
首の凝り …… 22, 49, 53
首の筋違い …… 49
クロス・ファイバー・フリクション …… 18

クライオ・セラピー …… 68, 74, 79
結果 …… 11
血管性頭痛 …… 36
血管障害 …… 36, 132
血管病変 …… 45
血栓 …… 45
血流 …… 162
蹴り出し期 …… 2
健康記録用紙 …… 10
構築性側彎症 …… 91
高度の糖尿病 …… 36
広背筋 …… 22, 84〜85
絞扼性ヘルニア …… 122
股関節屈曲歩行 …… 4
股関節痛を伴う歩行 …… 3
腰のけいれん …… 147
五十肩 …… 57〜61, 163, 166
骨折 …… 26, 45, 79
骨粗しょう症 …… 26, 91, 99
骨盤前傾 …… 99
固有受容性神経筋促通手技（PNFストレッチ）
　　…… 16, 49, 147, 162
ゴルフ肘 …… 73〜77

【さ】
サーキュラー・フリクション …… 20
坐骨神経痛 …… 125〜131
ジェームズ・シリアックス …… 19
姿勢
　悪姿勢 …… 32, 49, 84, 99, 109
　姿勢障害 …… 45
　バランスの悪い姿勢 …… 99
膝蓋骨 …… 140
膝蓋大腿関節障害 …… 140〜143, 164, 168, 171
斜頚 …… 32, 49〜52, 169, 170
重度の頸部ヘルニア …… 32
重度の急性損傷 …… 108
重度の血管障害 …… 117
重度の椎間板ヘルニア …… 91, 99
手根管症候群（CTS）…… 78〜82, 172, 174
腫瘍 …… 45

ショイエルマン病 …… 84
小円筋 …… 27, 60, 64, 65
踵骨棘 …… 7, 148
上後腸骨棘（PSIS）…… 5, 27, 92
上前腸骨棘（ASIS）…… 5, 26〜29, 91, 92, 99, 110, 132
静脈瘤 …… 26, 126, 132, 136, 140, 144, 148
上腕骨外側上顆炎（テニス肘）
　　…… 67〜72, 173
上腕骨内側上顆炎（ゴルフ肘）
　　…… 73〜77, 174
じわじわと広がる痛み
　　…… 57, 62, 67, 73, 91, 109, 126
腎感染 …… 109
神経根炎 …… 108
神経の損傷 …… 91
シンスプリント（過労性脛部痛）
　　…… 144〜147, 171
心臓疾患 …… 36, 84, 91
靭帯の負傷 …… 109
診断 …… 11, 183
睡眠障害 …… 32, 49, 53, 152
ストレス …… 32, 36, 45
ストレッチ …… 162〜177
　横臥位の脊柱ストレッチ …… 177
　回旋筋腱板 …… 166
　胸筋 …… 163
　頸部 …… 169
　腰 …… 175
　側頭部 …… 170
　背中 …… 172
　仙骨と腰 …… 176
　大腿四頭筋 …… 168
　腸腰筋 …… 167
　手の屈筋 …… 174
　手の伸筋 …… 173
　ハムストリング筋 …… 164
　腓腹筋 …… 171
　梨状筋 …… 165
生理痛 …… 108, 117
脊髄神経根炎 …… 108
脊柱起立筋挫傷 …… 108

脊柱後彎症 …… 5, 45, 83～90, 99, 163, 169～171
悪姿勢が原因の脊柱後彎症 …… 83
　ショイエルマン病 …… 83
　先天的な脊柱後彎症 …… 83
脊柱前彎症 …… 5, 99～107, 117, 163, 164, 167, 168, 171, 175, 176, 177
脊柱側彎症 …… 6, 91～98, 117, 168, 169, 170, 171, 175, 176, 177
　機能性側彎症 …… 91
　一時的な構築性側彎症 …… 91
脊椎すべり症 …… 91, 117
脊椎椎体・椎間板炎 …… 99
せむし …… 99
線維筋痛症（FMS） …… 45, 152～161
仙腸関節の痛みを伴う歩行 …… 4
潜在性トリガーポイント …… 13
先天的な脊柱後彎症 …… 83
僧帽筋 …… 22, 26, 27, 32, 50, 51, 54, 85, 86, 88, 154, 159
塞栓症 …… 45
足底筋膜炎 …… 148～151, 171
損傷 …… 79

【た】
大円筋 …… 26, 64
退化 …… 57
第3度の損傷 …… 62
大腿筋膜張筋（TFL） …… 137
大腿骨 …… 140
大腿の痛み …… 132
大腿四頭筋の機能障害 …… 132～135, 164, 167, 168
大腿四頭筋の緊張 …… 140
脱臼 …… 53
中胚葉型 …… 5, 184
腸脛靱帯（IT-Band） …… 136
腸脛靱帯炎 …… 136～139, 164, 168, 170
腸内出血 …… 122
腸腰筋の障害 …… 117～121, 164, 165, 167, 175, 176, 177
椎間板の負傷 …… 108

頭痛 …… 32, 91, 152, 169, 170
ディープティシュー筋膜リリース …… 25～29
ディープ・トランスバース・フリクション …… 19, 20
テニス肘 …… 60～72
動作の繰り返しによる負傷 …… 79
動作に関連した圧痛点 …… 152
動脈瘤 …… 26, 45, 84
トリガーポイント・セラピー …… 12～17
　種類 …… 12
　主な発生位置 …… 12
　見つけ方 …… 14
　解除方法 …… 15
　注意事項 …… 17

【な】
内胚葉型 …… 5
なで肩 …… 84
軟骨形成不全症 …… 99
人間工学 …… 78, 99
妊娠 …… 29, 45, 148
猫背 …… 83
ねんざ …… 144

【は】
拍動する感覚 …… 62
拍動性のしこり …… 122
激しい腹痛 …… 109, 117, 122
馬尾症候群 …… 108, 186
パーキンソン病患者の歩行 …… 4
パーム・フリクション …… 22
鍼 …… 36
バリスティック・ストレッチ …… 162
瘢痕組織 …… 57, 148, 162
非活動性トリガーポイント …… 12
膝痛を伴う歩行 …… 3, 186
膝の痛み …… 136, 140, 144
皮膚炎 …… 26
皮膚疾患 …… 53, 79
皮膚発疹 …… 49
肥満 …… 99

索引

開いた傷口 …… 26, 43, 63, 67, 136, 140, 152
疲労感 …… 152
不安 …… 152
浮腫 …… 32, 45, 49, 53, 57, 62, 79, 99, 109, 132, 136, 140
　急性浮腫 …… 140
　重度の浮腫 …… 63, 67, 73
　脊椎円板の浮腫 …… 126
　腹部の浮腫 …… 122
腹部大動脈瘤 …… 136
腹部のしこり …… 117
腹部マッサージ …… 122～125
フリクション …… 18
ウィズ・ファイバー・フリクション（スプレッディング）…… 22～23
クロス・ファイバー・フリクション …… 18
　サーキュラー・フリクション …… 21
　ディープ・トランスバース・フリクション …… 19～20
　パーム・フリクション …… 22
分析 …… 11
ヘルニア …… 117
変形性関節症 …… 3, 79
便通が少ない …… 122
偏頭痛 …… 36～41, 91, 169, 170
便秘（腹部マッサージ）…… 123～125
歩行周期 …… 2
歩行パターン
　片麻痺歩行 …… 4
　股関節屈曲歩行 …… 4
　股関節痛を伴う歩行 …… 3～4
　仙腸関節の痛みを伴う歩行 …… 4
　通常歩行 …… 2～3
　パーキンソン病患者の歩行 …… 4
　膝痛を伴う歩行 …… 3
骨の負傷 …… 109

【ま】

末梢血管障害（PVD）…… 32, 57, 62, 65, 67, 73, 136, 140, 148

慢性外傷 …… 45
慢性傷害 …… 148
慢性的な痛み …… 79
慢性的な便秘 …… 122
慢性むち打ち症 …… 52
むち打ち症 …… 32, 53～56, 169, 170
問診 …… 7
問診票 …… 8

【や】

薬物トリートメント …… 4
遊脚相 …… 3
腰痛 …… 91, 99, 108～116, 117, 126, 164, 167, 168, 172, 175, 176
予後診断 …… 11

【ら】

立脚相 …… 2
立脚中期 …… 2
梨状筋症候群（坐骨神経痛）…… 126～131, 164, 165, 168, 170, 175, 176, 177
レントゲン写真 …… 83

【わ】

PNFストレッチ …… 16, 49, 147, 162
T字バー …… 27, 28, 77

DEEP TISSUE MASSAGE TREATMENT
ディープティシュー・マッサージ療法

著　者：**エンリケ・ファビアン・フェルナンデズ**（Enrique Fabian Fernandez）
マッサージセラピスト。一般的に行われている様々な自然療法を統合し、それを実用化することに定評がある。臨床現場でも通用するようなセラピストの養成にも力を注いでいる。

監修者：**森岡 望**（もりおか のぞむ）
日本リメディアルセラピー協会代表。リメディアルセラピスト、体育学修士。1995年順天堂大学大学院（スポーツ医学専攻）を修了。2002年メルボルン・カレッジ・オブ・ナチュラルメディシン（豪州：メルボルン）卒業。リメディアルセラピスト、フィットネスセラピスト資格取得。順天堂大学体操競技部トレーナ。

本文、DVDスクリプト翻訳、ナレーション
：**木村 倫子**（きむら ともこ）
慶應義塾大学文学部卒業。アメリカ、イギリス、香港など、海外滞在歴14年。通訳、放送通訳から、翻訳、ナレーションまで幅広く活躍。CNN「Showbiz Today」放送通訳（翻訳、ナレーション）、映画「ミラクルバナナ」英語字幕翻訳など実績は多数。

発　　　行　2008年10月30日
発　行　者　平野　陽三
発　行　元　**ガイアブックス**
　　　　　〒169-0074 東京都新宿区北新宿3-14-8
　　　　　TEL.03(3366)1411　FAX.03(3366)3503
　　　　　http://www.gaiajapan.co.jp
発　売　元　産調出版株式会社

Copyright SUNCHOH SHUPPAN INC. JAPAN2008
ISBN978-4-88282-677-4 C0047

落丁本・乱丁本はお取り替えいたします。
本書を許可なく複製することは、かたくお断わりします。
Printed in China

産調出版の本
全国書店にてお求めください

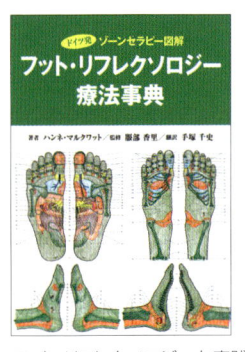

ドイツ発ゾーンセラピー図解
フット・リフレクソロジー療法事典

初心者からベテランのリフレクソロジスト、医療従事者に至るまで、医療的信頼に応えた実践的ガイドブック

著者：ハンネ・マルクワット
監修：服部 香里
訳者：手塚 千史

本体価格：3,300円

フット・リフレクソロジーを実践している人が、さらに詳しく調べる事ができ、
自分の治療体験と比較することによって刺激となり、治療を発展させる。

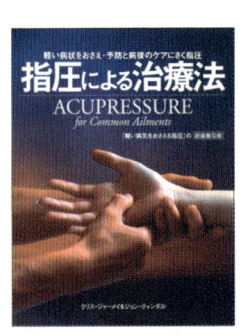

指圧による治療法

軽い病状をおさえ予防と病後のケアにきく指圧

著者：クリス・ジャーメイ
　　　ジョン・ティンダル
訳者：乙須敏紀

本体価格：1,900円

指圧の効果は、免疫システムを強化し、ウィルス感染後の症状、痔、耳の症状などを軽減します。
初心者からプロのセラピストまで、本書により、あらゆる病状を処方薬なしで治療することができます。

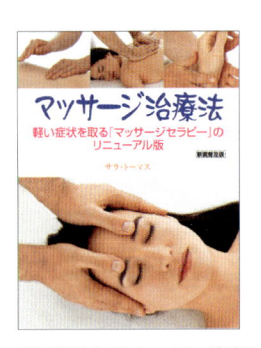

マッサージ治療法

軽い症状を取る『マッサージセラピー』のリニューアル版

著者：サラ・トーマス
訳者：越智 由香

本体価格：1,800円

手に秘められたヒーリングパワーを使い、日常起こる様々な健康上のトラブルを軽減する方法。
現代社会のストレスを、アロマオイルを併用した、心地よいマッサージで和らげる。
テクニックを理解して"確実に効く"家庭内治療法へ。

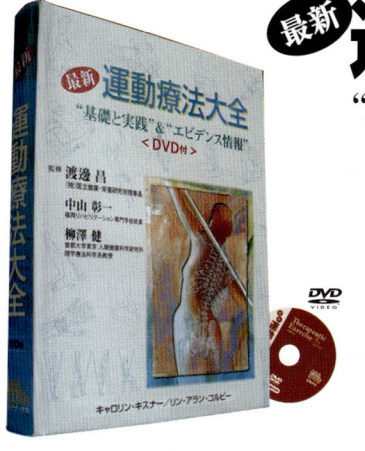

産調出版の本
全国書店にてお求めください

最新 運動療法大全
"基礎と実践" & "エビデンス情報"
＜DVD付＞

著 者：キャロリン・キスナー
　　　　リン・アラン・コルビー

監 修：渡邊 昌　　（独）国立健康・栄養研究所理事長
　　　　中山 彰一　福岡リハビリテーション専門学校校長
　　　　柳澤 健　　首都大学東京 人間健康科学研究科
　　　　　　　　　　理学療法科学系長・教授

本体価格：26,000円
A4変型960頁・上製本
ハードカバーケース付・2色刷・80分DVD付

―Therapeautic Exercise 5th Edition―
**信憑性の高い医学的検証に裏付けされた本書、
更にDVDの援助により
診療やリハビリの現場、研究室においても、高い効果を引き出す**

最新版の特色の一部

◎科学的根拠に基づく診療の重要性を強調するため、随所に「エビデンス情報」を掲載。

◎「疾病予防・健康の増進と維持」では、最善の状態を保つため、フィッネスの大切さについて焦点をあてた。

◎「平衡障害のための運動」では、姿勢コントロールの神経筋の面と筋骨格の機能不全への対処法を統合させている。

◎「女性の健康：産科と骨盤底」では、骨盤底の障害を有する女性を管理するための背景および基本的な技能を提供する。

付録DVD　主な目次

関連章　第3章　関節可動域 運動
肩関節を動かす／他動運動から自動介助運動へ／他

関連章　第4章　可動性障害のためのストレッチング
肩関節と内転筋／肩関節の内旋筋と外旋筋／肩関節の屈筋／肘関節の屈筋／手根関節の筋組織／他

関連章　第5章　末梢関節のモビライゼーション
関節牽引と骨の牽引／肩関節の外転を促進／前方／後方への滑り／後方への滑り／肩甲骨の可動性を高める／他

関連章　第6章　筋パフォーマンス向上のための抵抗運動
肩関節の屈曲／肩甲骨／肘関節／股関節／膝関節／足根関節と足指関節／交代性 等尺性収縮とリズミックスタビリゼーション

関連章　第16章　脊椎：運動介入
深層頸部屈筋／頸部伸筋／腹横筋／多裂筋の収縮促進／脊椎の安定化運動／他

● 運動療法大全は直販のみのお取り扱いになります。お申し込みはFAX、ご郵送、電話からでも承ります。

GAIA BOOKs
発行元／ガイアブックス
発売元／産調出版

FAX:03-3366-3503　TEL 03-3366-1411（直通）
〒169-0074 東京都新宿区北新宿3-14-8

「ディープティシュー・マッサージ療法」
神経・筋肉の疾患に効くマッサージ
DVD収録内容

スクリプト翻訳／ナレーション：木村 倫子

第1部 基本のアセスメントとテクニック
第2部 マッサージ方法
第3部 ストレッチ

ALL PLAY 約80分

＜ご注意＞
このディスクはDVD-videoです。
DVD-video対応プレーヤーで再生して下さい。
DVD再生プレーヤーの詳しい操作方法については、
ご使用のプレーヤーの取扱説明書をお読みください。
パソコンの一部機種では再生できない場合があります。
DVD再生による事故や故障などには責任を負いかねます。
ディスクは両面ともに指紋、汚れ、傷などをつけないように
取り扱って下さい。

※ディスクに収録されているものの一部でも、権利者に無断で複製・改変・転売・放送・インターネットによる配信・上映・レンタル（有償・無償問わず）することは、法律で固く禁じられています。